医务讲堂 第一辑 2020

MEDICAL MANAGEMENT LECTURE SERIES

主　　编　乔　杰　金昌晓

副主编　付　卫　胥雪冬　董　书

编　　委　（按姓氏笔画排序）

田　慈　付　卫　吕　扬　乔　杰　孙丽杰

孙振民　苏春燕　李　硕　吴永华　吴红萍

张会芝　张志鹏　张铃福　金昌晓　周庆涛

赵旻暐　胥雪冬　袁晓宁　徐昕晔　谢　蕊

董　书　潘维伟

指导专家　（按姓氏笔画排序）

马朝来　毛节明　李葆华　宋世兵　张晓卿

郑亚安　赵鸣武　徐　懋　崔立刚　崔丽艳

特别致谢　（按姓氏笔画排序）

于　涛　万　伟　庄　昱　李　萌　杨钟玮

吴昕霞　宋涵超　张　祺　范雯怡　郑丽晴

赵　娜　胡文爽　夏　天　夏宇曦　高　畅

YIWU JIANGTANG DI YI JI 2020

图书在版编目（CIP）数据

医务讲堂 . 第一辑：2020 / 乔杰，金昌晓主编 . —
北京：北京大学医学出版社，2020.11
　ISBN 978-7-5659-2289-3

　Ⅰ . ①医⋯　Ⅱ . ①乔⋯ ②金⋯　Ⅲ . ①医师—岗位培
训—研究　Ⅳ . ① R192.3

　中国版本图书馆 CIP 数据核字（2020）第 211170 号

医务讲堂 第一辑 2020
_____

主　　编：乔　杰　金昌晓
出版发行：北京大学医学出版社
地　　址：（100083）北京市海淀区学院路 38 号　北京大学医学部院内
电　　话：发行部 010-82802230；图书邮购 010-82802495
网　　址：http://www.pumpress.com.cn
E-m a i l：booksale@bjmu.edu.cn
印　　刷：北京金康利印刷有限公司
经　　销：新华书店
责任编辑：高　瑾　　责任校对：靳新强　　责任印制：李　啸
开　　本：710mm×1000mm　1/16　　印张：18　　字数：260 千字
版　　次：2020 年 11 月第 1 版　2020 年 11 月第 1 次印刷
书　　号：ISBN 978-7-5659-2289-3
定　　价：125.00 元

主编简介

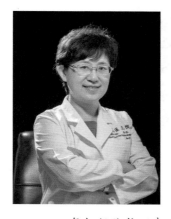

乔杰，女，汉族，教授。中国工程院院士，北京大学医学部常务副主任，北京大学第三医院院长。现任国家妇产疾病临床医学研究中心主任，国家产科专业医疗质量控制中心主任，中国女医师协会会长，中华预防医学会副会长，中国医师协会生殖医学专业委员会主任委员，《Human Reproduction Update 中文版》主编、《BMJ Quality & Safety 中文版》主编等。

2012年担任院长以来，坚持推进医改，探索医院集团化发展；创设医学创新研究院，临床、科研、转化三位一体；信息化建设与人文关怀保驾护航；以平均住院日管理为抓手，医院运营高效有序，医院服务质量数量均居北京市前列。新冠肺炎疫情期间，作为北京大学援鄂抗疫医疗队领导组组长率队冲锋在前，为武汉保卫战、北京疫情防控及复工复产做出重要贡献。同时，作为我国生殖医学领军人物，不断探索疑难疾病诊疗、出生缺陷防治新方法，守护妇儿全生命周期健康，作为第一或责任作者在 NEJM、Lancet、Cell、Nature 等顶尖杂志发表多篇有国际影响力的文章，获国家科技进步二等奖、省部级一等奖及何梁何利基金科学与技术进步奖等多项奖励。

主编简介

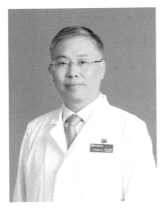

　　金昌晓，男，汉族，管理研究员，专业方向医院管理，北京大学第三医院党委书记。

　　社会任职：北京医院协会第六届理事会理事、医院经营管理专业委员会主任委员；北京医药卫生文化协会第三届理事会副会长；中华预防医学会健康促进与教育分会副主任委员；中国人体健康科技促进会副会长；中国医院协会卫生健康质量认证认可专业委员会副主任委员；中国医院协会医疗联合体工作委员会主任委员；《叙事医学》杂志主编；《中国数字医学》杂志第四届编委会副主任委员。

　　长期从事医院管理工作，在医院经营管理、信息化、绩效考核、医院服务和医改等方面有较深入的研究，积累了丰富的经验。

　　作为项目负责人先后承担863国家高技术研究发展计划课题、国家卫健委医疗机构中医疗、服务、管理数字化工作研究项目、国家卫健委医院管理研究所全国互联网医院运营与管理现状调查与人才培养研究项目和首都卫生发展科研专项项目等。获北京医院协会2013年度"优秀医院管理干部"、2012—2013年度"中国医院优秀CIO"荣誉称号、2017年度全国医院信息化杰出领导力人物奖。

前　言

医疗质量与安全是医疗机构生存和发展的生命线，是国民健康的重要保障。2016 年，中共中央、国务院提出了健康中国战略，将持续提升医疗质量与安全水平列为重要内容，强调推动医疗卫生服务体系从规模扩张的粗放型发展转变为以质量效益提升和结构调整为主的内涵集约式发展。国家卫生健康委先后颁布了《医疗质量管理办法》《医疗质量安全核心制度要点》等一系列重要文件，我国医疗质量安全管理工作进入法制化、规范化的新时代。

如何将国家层面的制度细化并且融入工作制度和患者安全文化中，使得其切实落地执行，是需要每个医疗机构管理者思考的问题。在医疗质量管理过程中，有效的培训体系、具有实操性的培训内容是重要的工作基础。而完善的医疗质量培训也不应只局限于医师的诊疗能力和技术应用，更应包含医疗管理制度、工作流程，以及质量控制的理念和方法。鉴于此，北京大学第三医院结合医疗质量管理和临床工作实际需要，设计、打造了针对临床一线医护人员和医疗管理部门初级管理者的系列培训讲座——"医务讲堂"。

为将规章制度和管理理念有效传递给一线临床工作者和初级管理者，我们从培训主题、培训师资、培训内容以及培训方式等多方面深入研讨，最终制订了较为完善的 SOP（标准操作规程，standard operation procedure）培训流程。培训邀请具有丰富经验的医疗管理者和临床一线医护人员担任讲者，分别从不同角度对制度制订的初衷、涉及的工作流程、如何有效执行，以及怎样进行质量控制进行解读。同时，为了更好地了解培训对象在工作中存在的知识盲点、执行缺陷问题，以及工作疑问，设计了培训前基线调研环节，由讲者根据调研结果并结合循证医学证据和实际工作经验有针对性地制作培训课件，从而将培训对象最需要了解的内容集中呈现在培训中。

在院科两级培训体系的支撑下，"医务讲堂"迅速普及至一线工作者，并因其内容紧贴实际工作需要、具有良好的实操性而获得较为广泛的好评。在此，我们将 2019 年 4 月至 2020 年 5 月期间推出的五期讲座内容整理成册，与大家分享，并期待在分享的过程中能够得到更多的建议，以进一步优化和完善培训内容与方式。

在"医务讲堂"系列讲座实施和本书编写过程中，感谢医院各级领导给予的大力支持和帮助，感谢每一位讲者的倾囊付出，感谢每一位指导专家在集体备课过程中给予的悉心指导和中肯建议，感谢每一位参与组织讲座、整理课件和协助全员培训的工作人员。"团结、奉献、求实、创新"是北医三院的院训，我们也正努力将院训融入管理和临床工作的每一个细节中。医疗管理之路永无止境，但我们坚信所有的努力必将留下一个个坚实的脚印！

编委会

2020 年 6 月

目录

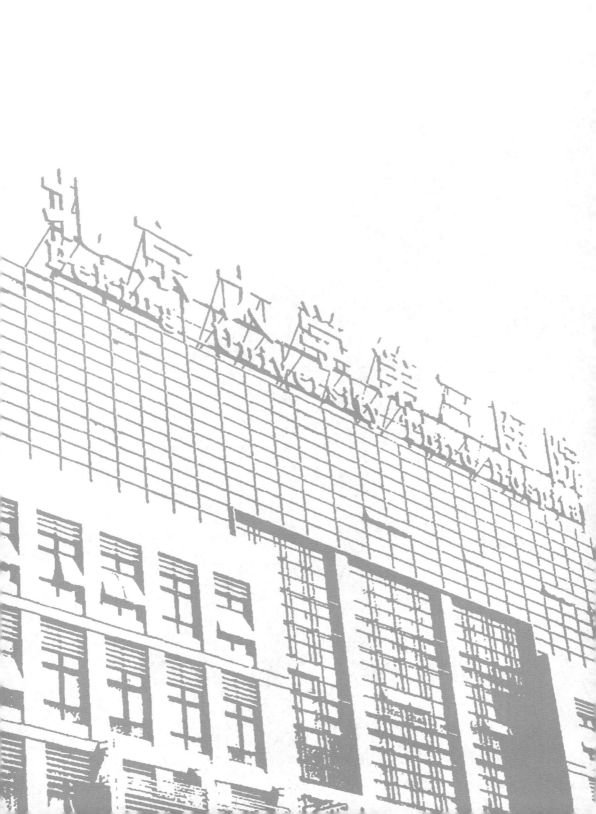

第一讲
会诊那些事儿

团结　奉献　求实　创新

会诊那些事儿

医务讲堂

北医三院

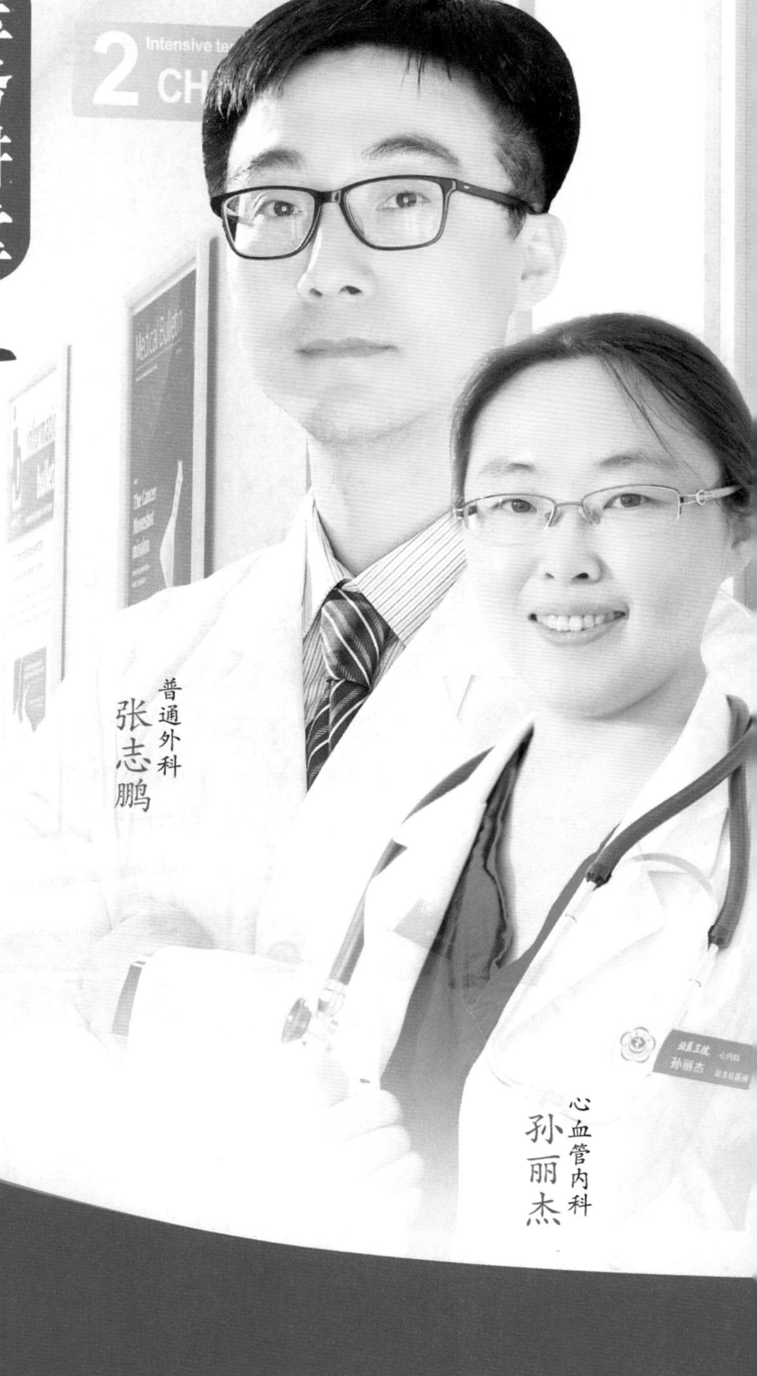

普通外科 张志鹏

心血管内科 孙丽杰

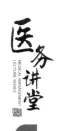

引 言

　　《医疗质量安全核心制度要点释义》中定义：会诊是指出于诊疗需要，由本科室以外或本机构以外的医务人员协助提出诊疗意见或提供诊疗服务的活动。会诊制度是医疗行政部门要求贯彻执行的 18 项医疗质量安全核心制度之一，会诊管理在医疗质量管理中也占有重要位置。日常诊疗过程中涉及会诊的类型包括：院内普通会诊、院内急会诊、院内多学科会诊、邀请院外专家会诊、应邀至外院会诊，以及远程会诊等。而其中发生频率最高，对诊疗效率影响最大，同时也是存在临床争议最多的，即为院内普通会诊。这也是医务部门在医疗管理中需要格外关注和进行干预的诊疗环节之一。

　　作为委属委管综合医院，北京大学第三医院 2019 年出院患者 13.76 万人次，科际普通会诊 5.05 万人次，即平均每 2.7 个住院患者中就有 1 人会发生普通会诊。会诊及时性是保障患者诊疗连续性和完整性的重要基础，会诊的有效进行也是保证医疗质量和患者安全的必备条件。为此，医院高度重视会诊管理，参照国家、北京市相关要求不断完善院内会诊制度，同时作为大学附属医院，结合临床研究生培养需要并考虑实际工作负荷，在制度中明确相关细则要求，从而确保制度的精准性和可执行性。为提高会诊效率，保障会诊质量，医务处联合信息管理与大数据中心，通过与临床医师的密切合作，建立了完善的会诊信息化流程和人性化的系统功能，实现会诊全流程可追溯、移动端实时查阅，并与工作量统计、质量评价、绩效考核等紧密衔接，将全院普通会诊 24 小时完成率由 2017 年初的 76.1% 提升至 96.5%。同时，强化会诊评价，采集相关数据，结合会诊病例病情评估和文书书写质量评价，通过会诊双方和相关专家座谈等形式，探讨会诊提出的合理性、必要性以及会诊意见的可执行性，从而进一步规范会诊申请和会诊意见，循序渐进地减少会诊争议。此外，引入绩效奖励机制，借助北京市综合医药改革契机，将显著提升的会诊费和实际会诊工作量通过绩效分配与会诊医师的收入直接挂钩，以提升会诊医师的工作积极性。

制度流程的建立和明确是临床工作有序进行的基础，然其落地执行尚需要更多细节上的把控。为此，我们聘请了负责大内科住院总医师管理的孙丽杰副主任医师、拥有 50 个月外科住院总会诊经验的张志鹏副主任医师，以及医务处负责会诊信息化建设和质量管理的董书主任担任讲者，从内科医师、外科医师和医务管理 3 个不同的角度进行制度解读，讲解怎样发出一份合格的会诊申请、怎样应邀完成一次合格的会诊，以及如何在会诊工作中进行有效的沟通。培训中，我们罗列了大量的反面案例，也展示了优秀会诊记录，从而直观生动地告知临床医生，不合格的会诊问题出在哪里，怎样做才能实现优质的会诊，进而在诊疗过程中最大程度保障患者的安全。日常管理工作中，通过每月《医疗管理月报》的数据分析展示，将会诊工作量和及时性进行定期反馈，并将延时会诊涉及的具体数据反馈给科室和责任医师，以帮助科室和个人了解不足，持续改进。

曾有一位医政老前辈讲，"每个医院都存在这样或那样的问题，最终导致医院间差异的，是他们面对问题的态度"。而解决问题的第一步，是认识问题并直面它。因此，我们有了这样一期"接地气"的"医务讲堂"，也希望其中每一位讲者的用心讲述和每一个鲜活的案例，能够激发出临床医师对于会诊这项再普通不过的医疗行为有不同于以往的感悟和认知。

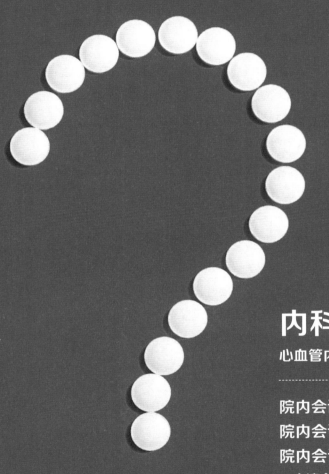

内科聊会诊

心血管内科　孙丽杰

院内会诊的现况
院内会诊的必要性
院内会诊存在的问题
　·申请会诊存在的问题
　·应邀会诊存在的问题
如何做一个合格的会诊申请方
如何做一个合格的应邀会诊方

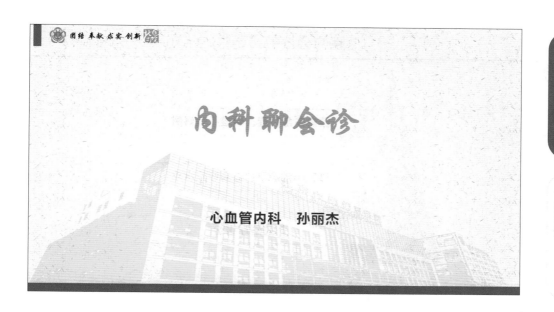

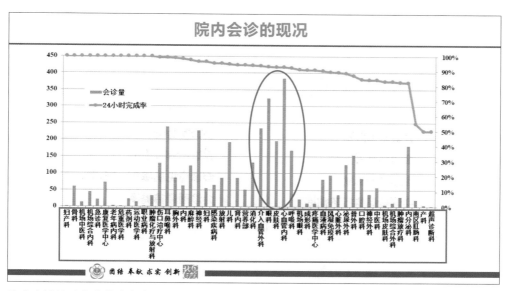

院内会诊涉及各个临床科室及辅助科室。部分内科科室每月会诊量达 400 人次。

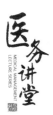

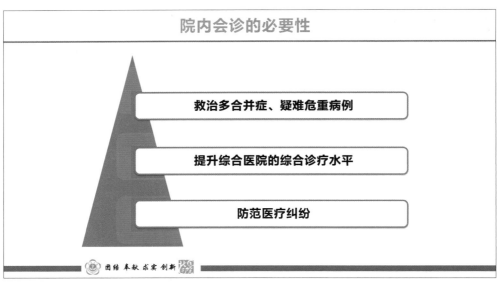

大量会诊不仅彰显了综合医院的综合诊疗能力，也显示了院内会诊的必要性。

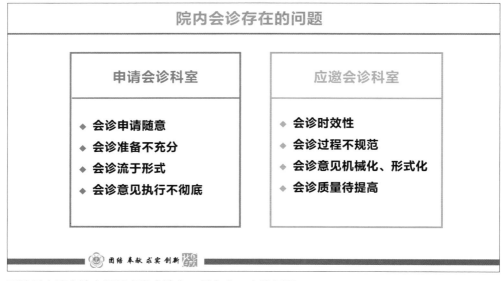

无论是申请会诊方还是应邀会诊方，都存在一定的问题。

申请会诊存在的问题

团结 奉献 求实 创新

调查问卷显示申请会诊方存在的问题

第8题 作为应邀会诊方，您觉得会诊申请需要改进的地方包括：   [多选题]

选项	小计		比例
会诊申请单中会诊原因不明，或会诊指征不清	117		71.34%
当希望进行沟通时，无法找到会诊申请医师	104		63.41%
会诊申请未由二线或主治医师以上把关后发出	59		35.98%
缺少必要的检验、检查结果	56		34.15%
申请会诊时尚未完善必要的病历文书书写	50		30.49%
会诊申请医师沟通态度不佳	18		10.98%
其他	16		9.76%
本题有效填写人次	164		

团结 奉献 求实 创新

问卷调查结果显示，申请会诊方的问题存在于会诊前的准备、会诊过程等各个方面，其中会诊指征不清的比例高达70%。

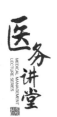

会诊申请原则：

➤ 与导致患者**本次入院的疾病**有关

➤ 或者经本科**主治医师或以上职称**人员判断可能危及患者生命安全。

包括：

➤ 患者住院期间出现**其他专业的病情变化**

➤ 伴有**其他专业未能控制的疾病**

➤ 患者病情**复杂、疑难、危重**

➤ 诊断不清、**疑与其他学科有关**

一、会诊申请随意。首先要明确会诊申请的原则。

会诊申请随意

☐ 谨小慎微型

患者男，64 岁，主因"言语不利 3 天"于 2019 年 2 月 22 日收入院

2019-02-22 血常规（静脉血）+红细胞分布宽度 SD+大血小板比率：红细胞 3.98（×10¹²/L）↓，血红蛋白 124(g/L)，血细胞比容 0.37↓；便潜血（一）

2019-02-23 血常规：血红蛋白 128（g/L），便潜血（一）

患者既往有黑便，近 10 日黑便颜色变深

其他科情况：
2 型糖尿病 7 年，皮下注射诺和锐 30（门冬胰岛素 30 注射液），早餐前 8iu，晚餐前 6iu，未规律监测血糖。吸烟 50 年，8 支／日。

会诊目的及要求：
请贵科协助诊治，谢谢！

☐ 粗枝大叶型

合并症问诊不详细

➤ **有高血压、糖尿病——请会诊！**（通过进一步问诊发现血压血糖控制已经达标）

➤ **有结核病史——请会诊！**（通过进一步问病史，发现入院前专科医院已经评估近期结核不活动 ）

在实际工作中，会诊申请的随意性则表现为以下几种类型。

谨小慎微型：患者 10 天排便颜色变深，然而实验室检查结果已经明确提示并没有消化道出血，申请会诊意义不大。

粗枝大叶型：有些情况可通过进一步询问病史这一基本功即可得出结论，比如有高血压、糖尿病，血压血糖控制情况，或有结核病史、结核是否活动等，并不需要申请会诊。

会诊申请随意

□ 迫不及待型

实际工作中遇到的"急会诊"申请

◆ 其一

> **病历摘要及诊疗经过：** 患者以脊髓型颈椎病收入院。备今日手术。
> **其他科情况：** 既往慢性支气管炎病史7年，每年冬天发作，现患者无明显喘憋。
> **会诊目的及要求：** 请贵科协助诊治，术前评估。谢谢！

急会诊：
应是"病情危急"
不是"医生着急"

◆ 其二

> **会诊意见：**
> 应邀会诊，患者已至手术室。
> 充分向患者及家属交代围术期心血管事件风险，包括心肌梗死、心力衰竭、恶性心律失常甚至心源性休克、猝死风险等，不适及时复查心电图、心肌酶、肌钙蛋白、脑钠肽（BNP）。
> 注意容量管理，维持电解质平衡，维持血钾于4.0~4.5mmol/L，避免血红蛋白过低。
> 心内科随诊。

团结 奉献 求实 创新

迫不及待型例一：请急会诊的申请理由为协助术前评估。这里应明确，急会诊的"急"指的是"患者病情危急"而不是"医生着急"。

例二：应邀会诊术前评估发现患者已入手术室。在没有充分评估患者的情况下进入手术室，会诊的必要性受到质疑，也有可能因未进行必要的会诊而无法保证患者的安全。

会诊申请随意

□ 喋喋不休型

门诊病历

姓名： 　性别：女 年龄：75岁 　科室：心血管科门诊（特需）　ID号：000485810200
拟行手术名称： （左肺结节手术）

诊断或印象诊断：肺结节，左侧；高血压；冠心病

> **术前评估意见：** 患者高血压、冠心病诊断明确，目前临床考虑为"稳定型心绞痛"，但患者年龄较高，冠状动脉CT示三支血管病变，外科手术存在较高心血管风险。
> **处方：** 单硝酸异山梨酯缓释片（依姆多），整粒吞服，60mg，1次/日，60mgx7片/盒；氯沙坦钾片（科素亚），口服，50mg，1次/日，50mgx7片/盒；酒石酸美托洛尔片（倍他乐克），口服，25mg，2次/日，25mgx20片/盒；阿司匹林肠溶片（拜阿司匹灵），口服（饭前），100mg，1次/日，100mg×30片/盒

入院后胸外科再次邀请会诊

> **会诊目的及要求：**
> 我科拟手术治疗，患者已看过术前心血管评估门诊，提示手术存在较高风险，请贵科会诊评估患者围术期安全。

团结 奉献 求实 创新

喋喋不休型：特需门诊的资深专家已给出术前评估意见，在患者入院后没有发生明显病情变化的情况下，仍申请会诊来评估围术期安全，属于医疗资源浪费。

上述会诊申请随意问题原因在于上级医师管理不利，把关不严。上级医师应负起责任，做好把关工作。

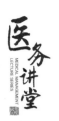

会诊目的不明确

□ **惜字如金型**

病历摘要及诊疗经过：因右侧甲状腺癌收入院，拟行手术。

其他科情况：

会诊目的及要求：
请贵科会诊，协助诊疗。

会诊的问题是什么？希望达成什么样的目的？

团结 奉献 求实 创新

二、会诊目的不明确

惜字如金型最常见：会诊目的描述过于简洁，无法看出会诊的目的以及需要解决的具体问题。因此无法给出相应的建议和结论。

会诊申请准备不充分

□ **主体疾病**　　□ **合并症、并发症**

　□ 无病史资料　　□ 不问诊

　□ 无化验检查　　□ 不查体

　　　　　　　　　□ 不提供与诊疗相关的基本检查

会诊过程无了解病情的医生陪同

团结 奉献 求实 创新

三、会诊申请准备不充分

缺乏会诊的基本资料，且经常在会诊过程中无了解病情的医生陪同介绍，给会诊造成了很大的障碍，导致会诊质量下降。

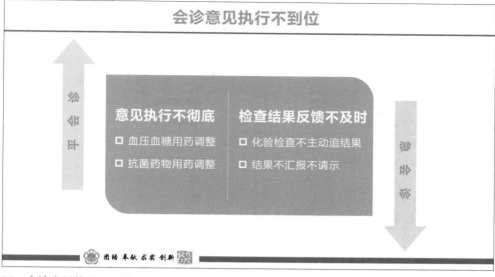

四、会诊意见执行不到位

平会诊表现为意见执行不彻底。急会诊表现更为突出，检查结果反馈不及时，导致病情诊治延误。

申请科室有义务尊重应邀科室的劳动并且配合对方给出的诊疗行为的指导建议。

应邀会诊存在的问题

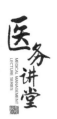

调查问卷显示会诊方存在的问题

第9题 作为会诊申请方,您觉得应邀会诊方需要改进的地方: [多选题]

选项	小计	比例
会诊记录书写流于形式,可执行性差	91	55.49%
会诊医师资质过低,无法解决问题	67	40.85%
当希望沟通时,会诊医师难以联系	57	34.76%
不亲自查看患者即书写会诊记录	47	28.66%
其他	22	13.41%
会诊态度不佳	19	11.59%
本题有效填写人次	164	

团结 奉献 求实 创新

会诊方的问题同样存在于会诊的各个环节,其中会诊的质量和可执行性更受关注。

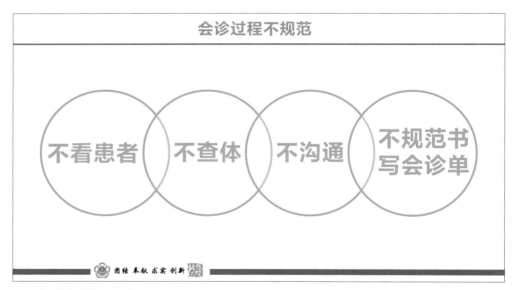

会诊过程不规范

不看患者　不查体　不沟通　不规范书写会诊单

团结 奉献 求实 创新

一、会诊过程的不规范

不看患者、不查体、不沟通以及不规范书写会诊单都会导致会诊质量下降甚至造成医疗安全隐患。

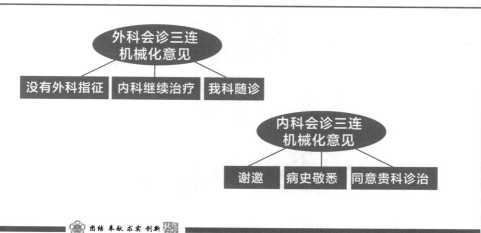

二、会诊意见形式化

外科会诊和内科会诊常见的"机械化"的会诊意见，使得会诊意见流于形式。

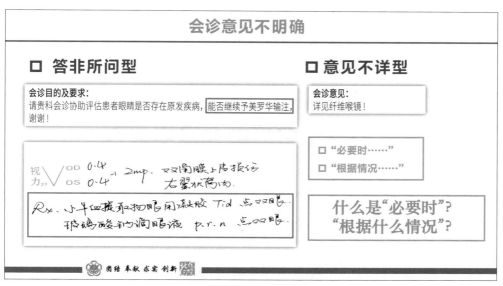

三、会诊意见不明确

答非所问型：会诊申请目的为明确能否继续输注美罗华，而会诊意见并未就此问题做出反馈。

意见不详型：会诊意见常出现的有"必要时 ……"和"根据情况 ……"，并没有提示具体情况的具体处理，造成诊疗意见可执行性差。

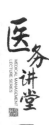

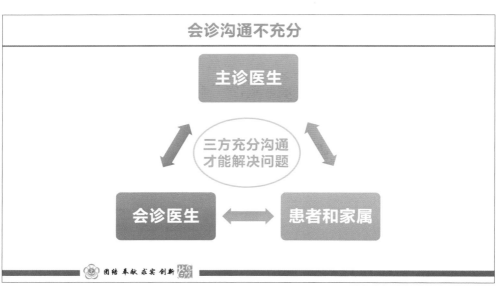

四、会诊沟通不充分

沟通在日常诊疗尤其是会诊过程中非常重要。沟通涉及会诊医生、主诊医生以及患方本人和家属三方的有效沟通。

如何做一个合格的会诊申请方

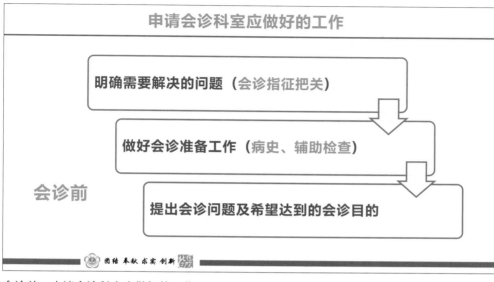

会诊前，申请会诊科室应做好的工作。

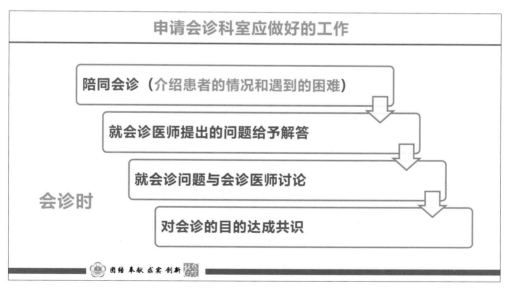

会诊时，申请会诊科室应做好的工作。

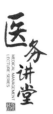

申请会诊科室应做好的工作

尊重会诊医师的劳动（执行会诊意见）

与患者沟通（会诊意见的实施）

会诊后

会诊不满意，由上级医师发出"对等会诊"

团结 奉献 求实 创新

会诊后，申请会诊科室应做好的工作。

如何做一个合格的会诊申请方

☐ **做好准备工作**

☐ **平会诊不催促**

☐ **认真完成一次会诊流程（陪同、沟通、执行）**

☐ **风险评估：有风险才评估，评估必须客观，检查必不可少**

☐ **风险承担：会诊降低风险有限，技术、沟通才是关键**

团结 奉献 求实 创新

如何做一个合格的会诊申请方
强调如何围绕着解决一个临床问题而全方位准备，规范完成一次会诊的流程。

第一讲
会诊那些事儿

第二讲
首诊负责制

第三讲
感染防控 三线不逾

第四讲
实战用血

第五讲
聚焦危急值

如何做一个合格的应邀会诊方

团结 奉献 求实 创新

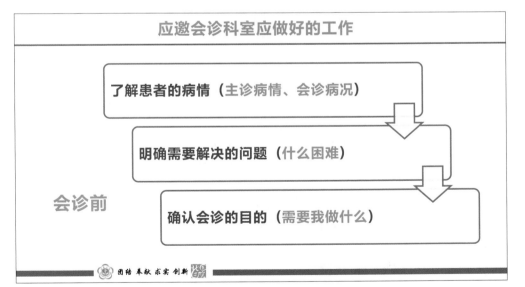

应邀会诊科室应做好的工作

了解患者的病情（主诊病情、会诊病况）

明确需要解决的问题（什么困难）

会诊前

确认会诊的目的（需要我做什么）

团结 奉献 求实 创新

会诊前，应邀会诊科室应做好的工作。

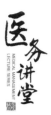

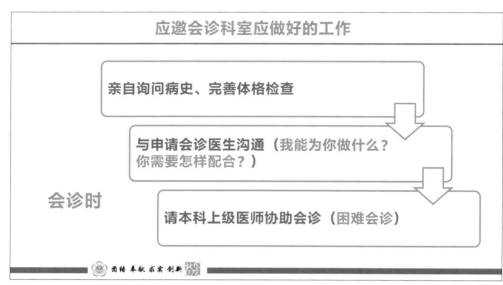

会诊时，应邀会诊科室应做好的工作。

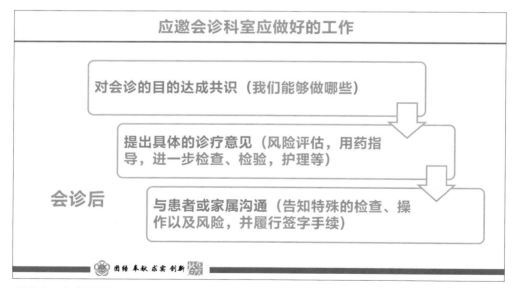

会诊后，应邀会诊科室应做好的工作。注意：会诊意见一定要具有可执行性。

沟通是一个不可或缺的环节

☐　　**会诊双方科室的沟通**

1.　以相互间充分尊重为基础
2.　**保障沟通渠道的通畅为前提**
   - ✓**安排医师在病房**陪同会诊
   - ✓互留联系方式，**或**主动电话联系会诊医师沟通

☐　　　　　**与本专业上级医师的沟通**

充分利用会诊联动机制

主动、积极请教问题

団结 奉献 求实 创新

沟通是一个不可或缺的环节。
陪同会诊比较难做到时可以互留联系方式以有效沟通，解决问题。
年轻会诊医师应积极与本专业上级医师沟通，有效完成困难会诊。

如何做一个合格的应邀会诊方

☐　**用心完成一次会诊流程**

☐　**会诊抓核心，意见可执行**

☐　**会诊评估不回避**

☐　**困难会诊多学习**

団结 奉献 求实 创新

如何做一个合格的应邀会诊方
强调如何围绕着解决一个临床问题而进行高质量、有效的诊疗指导。

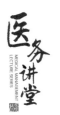

会诊记录的书写格式

- □ 病史（现病史及相关的既往史）
- □ 查体
- □ 必要的检查检验结果
- □ 初步诊断
- □ 处理意见
  - □ 应具体到用药指导，进一步检查、检验，重要临床资料的采集，监护、护理等注意事项及邀请其他科室会诊建议等
  - □ 减少机械化、形式化会诊意见。

好的会诊意见：

有可执行性

具体体现在：

- ✓ 诊断有理、有据
- ✓ 意见具体、清晰
- ✓ 指导全面、细致

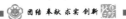

会诊意见以会诊记录的形式呈现，作为医疗文书应当有规范的书写格式。好的会诊意见应具有可执行性

好的会诊记录是什么样子？

阐明重要的体征、辅助检查结果

会诊意见：

应邀会诊，看过患者。

患者因腹痛2天，考虑卵巢囊肿蒂扭转转入院。

8年前因脑梗死于天坛医院溶栓及治疗，检查发现风湿性心脏病、持续性心房颤动，后规律用药治疗：阿司匹林、硝酸异山梨酯缓释片50mg1次/日、倍他乐克25mg1次/日，因担心脑出血、无法定期监测凝血指标未使用华法林，不规律口服地高辛0.25mg1次/日。平时无心悸、胸闷发作，自觉活动量尚可，可平地步行1千米以上无呼吸困难，无夜间呼吸困难；未规律随诊，自述平时偶测血压120~130mmHg、心率100~120次/分。此次入院后监测示心室率较快、伴血压偏低。但患者否认胸闷、胸痛、呼吸困难，无发热、咳嗽咳痰。请我科会诊。

既往：否认冠心病、无心绞痛发作，糖尿病史，干燥综合征。

监护示：房颤律、心率110~120次/分，血压（BP）128/64mmHg，血氧饱和度（SO₂）99%，R 28次/分。查体：神清，无颈静脉充盈，呼吸音清，未闻及干湿啰音，心律绝对不齐，未闻及杂音。下肢无明显水肿。

辅助检查：

心电图：房颤律，心率 129次/分，V₅~V₆导联 ST 段压低 0.1mV。

血气分析如上所述（未吸氧）。

2017-06-12 B型钠尿肽（BNP）6670(pg/ml)↑，全血肌钙蛋白 I0.025(ng/ml)↑，肌酸激酶同工酶 3.7；

2017-06-12 血常规：白细胞 19.58(×10⁹/L)↑，血红蛋白 137(g/L)，血小板 108(×10⁹/L)。

胸片如上所述。

胸部 CT 阅片可见双下肺少量间质病变，左下肺少量实变。

Imp：慢性心功能不全　心功能 II 级 (NYHA)

　　　心律失常 —— 持续性房颤

　　　肺部病变

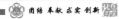

好的会诊记录如图所示，阐明重要的体征和辅助检查结果

好的会诊记录是什么样子？

诊断有理、有据

Rx：患者有风湿性心脏病、房颤等基础病，长期心室率控制并不达标。入院后查BNP升高、肺内少量渗出，但无明显呼吸困难、胸闷不适，血气分析无明显呼吸衰竭（经年龄校正后低氧不明显），查体无容量负荷过重表现，目前考虑慢性心功能不全、无明显失代偿心力衰竭表现，建议进一步完善超声心动图，动态观察心肌酶、肌钙蛋白、BNP等指标。目前存在疼痛的诱因，体温稍高37.3℃，需警惕急性心力衰竭加重。建议：①适当限制入量1800~2000ml/d，酌情利尿，每日出入量大致平衡或稍负。②积极控制心室率：目前暂无明显急性心力衰竭证据，建议继续口服倍他乐克25mg，加用地高辛0.125mg 1次/日，监测心室率、目标为静息时80~100次/分，若控制不满意，目前基础上倍他乐克可每日下午加量12.5mg。若患者病情波动、心力衰竭加重、注意慎用倍他乐克，可临时予西地兰0.2~0.4mg静脉冲入。③抗凝：目前因备术停用阿司匹林，患者有长期抗凝指征，交代长期用药包括华法林或达比加群，若用药出血风险增加、可能需监测凝血指标。患者及家属表示理解。目前围术期，建议治疗量低分子肝素桥接抗凝，可予克赛4000IU q12h皮下注射。若手术，术前12h停药，术后24h无出血禁忌予以恢复。术后根据患者及家属意见，可恢复为阿司匹林或其他长期抗凝药物。④患者肺部病变，目前怀疑感染？干燥综合征相关？注意监测体温、呼吸道症状，追胸部CT正式报告。必要时需抗生素治疗。我科随诊。

意见具体、清晰 指导全面、细致

好的会诊记录中诊断有理有据、意见具体清晰、指导全面细致。

困难会诊 请示上级

会诊意见：
　应邀再次会诊，看过患者。
　请示 ### 主治医师：患者风湿性心脏病、持续性房颤，腹盆CT可疑心房内血栓。虽经胸壁超声心动未见血栓，但可能为假阴性。若心房血栓不建议择期手术、交代血栓栓塞风险，建议完善经食管心脏超声进一步明确（联系超声心动图室）。随诊。

特殊问题 亲自沟通

会诊意见：
　应邀再次会诊，看过患者。
　患者卵巢囊肿蒂扭转入院，原计划手术治疗。合并风湿性心脏病、二尖瓣中重度狭窄、持续性房颤，腹部增强CT见心房内可疑血栓，后完善经食管超声证实左心房内6cm×2cm血栓。血栓随时可能脱落，造成全身多发动脉栓塞、甚至猝死可能，风险很大，不建议行择期手术：且患者中重度瓣膜病、持续性心房颤动，围术期心力衰竭、快速性心律失常等风险高。请贵科充分评估手术指征及告知手术风险。根据贵科情况，若无禁忌或近期手术，建议长期抗凝治疗，目前已予低分子肝素，长期用药可选华法林或达比加群，前者用药经验较多、较便宜，但需定期监测凝血指标，后者服药后无需监测凝血，但自费，约1200元/月。上述两种口服药均增加出血风险（皮肤黏膜、消化道、脑出血等），用药前需充分交代。患者家属表示需考虑后决定用药。建议患者用药后定期于心内科门诊复查评估用药方案及血栓吸收情况。我科随诊。

遇见困难会诊，及时请示上级。遇见特殊问题，亲自与患者沟通。

会诊意见：

应邀会诊，敬阅病历。

患者主因"绝经35年，腹痛2天"，以"卵巢囊肿蒂扭转？"于2017年6月12日入院。

8年前因脑梗死于天坛医院溶栓及治疗，检查发现风湿性心脏病（具体不详）、持续性心房颤动，后规律应用拜阿司匹林治疗，因担心脑出血、无法定期监测凝血指标未使用华法林，不规律口服地高辛0.25mg 1次/日。平时无心悸、胸闷发作，自觉活动量尚可，可平地步行1千米以上无呼吸困难，无夜间呼吸困难；未规律随诊，自述平时偶测血压120~130mmHg、心率100~120次/分。此次入院后监测示心室率较快、伴血压偏低。但患者否认胸闷、胸痛、呼吸困难，无发热、咳嗽咳痰。

查体：监测示房颤律、心率100~120次/分，血压123/75mmHg，SO₂ 99%，R 28次/分。查体：神清，无颈静脉充盈，呼吸音清，未闻及干湿啰音，心律绝对不齐，心尖部可及舒张期杂音。下肢轻度可凹性水肿。

辅助检查：超声心动见上述。

副主任医师看过患者：

1. 患者二尖瓣中重度狭窄，左心房增大；心房内血栓，持续性心房颤动，具备手术指征，需行二尖瓣置换+左心房血栓清除术。但患者高龄，存在心力衰竭、双侧肾动脉栓塞、脑梗死等诸多合并症，手术风险较高。若保守治疗，建议应用华法林抗凝，但需规律监测凝血，控制INR 1.8~2.2，规律用药，存在出血风险。血栓不能除尽，仍可能出现栓塞事件。向家属交代病情及风险，家属表示需考虑后决定治疗方案。

2. 随诊。

**困难会诊
请示上级**

**特殊问题
亲自沟通**

团结 奉献 求实 创新

结语

会诊过程应富有仪式感。

申请会诊应当抱有虔诚、谦卑之心，

应邀会诊应当负有担当、使命之感。

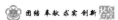

会诊是严肃的医疗行为，申请方和应邀方都应认真负责。

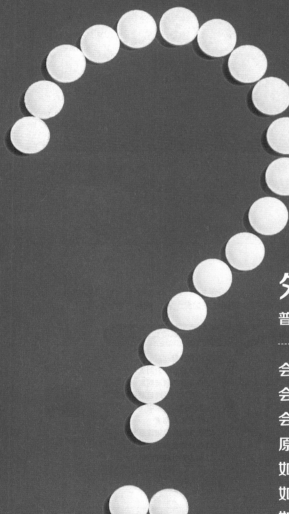

外科聊会诊

普通外科　张志鹏

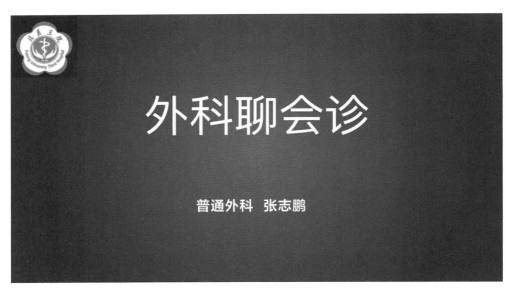

非常荣幸有机会从外科医师角度，跟大家分享对于会诊工作的一些看法。我个人曾担任住院总医师并负责会诊工作 50 个月，希望我的总结和思考能让读者有所收获。

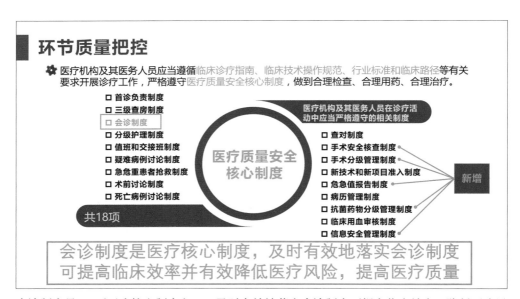

会诊制度是 18 项医疗核心制度之一，及时有效地落实会诊制度可提高临床效率、降低医疗风险，提高医疗质量。

会诊面临的形势与挑战

- ➤ 庞大的诊疗体量，危重患者占比高
- ➤ 新技术的不断涌现，质量标准存在差异
- ➤ 患者对于医疗服务的期望值不断提升
- ➤ 出院患者数、手术量不断攀升，平均住院日进一步下降

我院为例 2019年	· 出院患者数高达**13.8万**人次 · 手术例数**7.6万**例次 · 平均住院日**4.96**天 · 科际会诊**5.1万**人次	根据国家卫健委颁发的核心制度要求，普通科际会诊需要在24小时内完成。

会诊面临的形势与挑战：

医疗服务量大、危重病患多、专科间诊疗理念存在差异、医院运行效率持续提高、患方的期望值不断攀升。会诊数量增多，而国家对于会诊的完成时限要求也进一步缩短。

会诊面临的形势与挑战

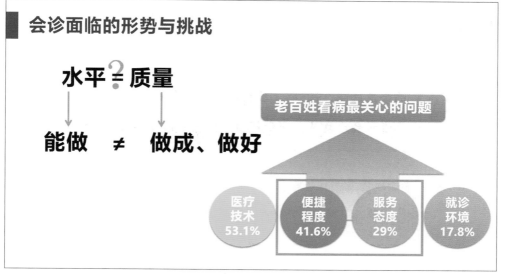

水平 ≠ 质量

能做 ≠ 做成、做好

老百姓看病最关心的问题

- 医疗技术 53.1%
- 便捷程度 41.6%
- 服务态度 29%
- 就诊环境 17.8%

百姓看病最关心的是医疗技术，但就医的便捷程度和服务态度也是大家非常关注的问题。医生有能力把疑难危重患者救治好代表其技术水平，但能不能把这件事做得高效、让患者满意是服务质量，这也是未来医疗发展的重要方向。

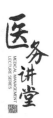

会诊存在的问题

患者	医生	医院
➤ 无法邀请到会诊，需要至门诊挂号就诊 ➤ 申请会诊后长时间等待 ➤ 因会诊延迟，无法及时调整药物，延误治疗 ➤ 因等待会诊导致住院时间延长，造成额外住院费用	**· 申请科室：** ➤ 会诊等待时间长 ➤ 会诊质量无法满足需求 ➤ 沟通困难 ➤ …… **· 会诊科室：** ➤ 病历资料不完善 ➤ 无人陪同会诊 ➤ 患者外出检查 ➤ 会诊指征不明确 ➤ ……	· 病床周转减缓 · 均次费用增加 · 患者满意度低 · 医疗安全隐患

会诊存在的问题体现在患者、医生、医院三个层面。

而一系列的问题导致床位周转减缓、次均费用增加、患者满意度低，同时也存在医疗安全隐患。

会诊现状

客观存在
- ✓ 综合性医院，90%以上患者病情"不单纯"
- ✓ 无专科会诊意见，部分药物、检查存在医保拒付风险

缺陷
- ➤ 申请随意，"小鬼当家"，非必要会诊增多，医疗资源浪费
- ➤ "高端专业"会诊积极性差，"小兵"　左右为难

会诊存在的问题：

1. 会诊申请多由一线医生直接发出，未经过上级医师严格审核，会诊单比较随意，会诊指征把握不是很严格。

2. 会诊医师多为住院总医师或低年资主治医师，面对专业性过强或相对复杂的病例无法给出指导性意见，会诊流于形式。

邀请：普外科会诊　　　　　　　　　　　会诊申请时间：2019年4月9日

病历摘要及诊疗经过：

老年女性患者，以"右下肢疼痛麻木8年，左下肢痛麻1年，伴下肢跛行1年"入院。自诉20余年前行"子宫切除术"，6年前于当地医院行"右膝关节单髁置换术"，2年前行"甲状腺手术"，以上手术具体不详。

于2019年4月3日在全麻下行"XX术"

患者诉术后出现上腹部疼痛不适，不能饮食，服用止痛药后加剧。

术后第四天，患者自诉腹痛症状加重，完善血常规，肝肾功能，电解质，淀粉酶（急查生化组合），PCT、CRP等化验；2019年4月7日11：41快速肾功能，急查生化组合1，溶血指数，黄疸指数，浊度：脂肪酶18.0(U/L)↓，快速丙氨酸氨基转移酶2.0(U/L)↓，快速白蛋白31.3(g/L)↓，快速钠130.5(mmol/L)↓，快速淀粉酶41.0(U/L)。

现已行腹部增强CT检查。

其他科情况： 暂无

会诊目的及要求： 请贵科协助治疗患者腹痛病情。

会诊意见：

应邀会诊，患者今日已出院。

会诊医师签名：　　　　　　　　　会诊时间：2019年4月9日19时17分

病例1：会诊医师于接到会诊申请24小时内前去，发现患者已经出院，但并未接到申请科室取消会诊的通知。

病历摘要及诊疗经过：

40余年前患者受凉后出现发热（体温不详）、咳嗽、咳痰、活动后气短，爬3层楼后觉气促，患者于外院就诊，考虑"慢性支气管炎、肺气肿"，给予抗炎、茶碱治疗后好转（具体不详），后患者上述症状间断发作，每年于秋冬季节，每次持续2~3个月，活动耐量逐渐下降，未规律治疗。1月余前患者无明显诱因出现喘憋加重，坐起及活动后加重，休息可逐渐好转，伴喘鸣音、咳嗽加重、咳黄白色黏痰，伴心悸、头晕、双下肢水肿，无发热，夜间可平卧入睡，无盗汗、乏力、腹痛、腹胀不适。现为进一步诊治收入院。2019年4月3日17：11肝胆胰脾肾输尿管膀胱（床旁）B超声，胆囊泥沙样结石

其他科情况：

会诊目的及要求：

请贵科会诊协助明确诊断并指导下一步治疗。

病例2：现病史中并未提及与会诊原因相关的阳性体征。经过沟通，发现申请会诊的目的原本为超声检查发现胆囊泥沙样结石，希望得到下一步治疗指导。

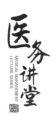

邀请：普外科会诊	会诊申请时间：2019 年 4 月 9 日

病历摘要及诊疗经过：

(1) 老年女性患者，头外伤 10 余天，右侧肢体无力 5 天。

(2) 患者约在 10 天前因跌倒致头部外伤，伤后具体情况不详，对伤时情况记忆不清楚，伤后无头痛、恶心、呕吐，耳鼻无出血、流液。肢体活动自如。近 5 天来，家属发现患者行走不稳，右侧肢体活动减少，右下肢抬起困难，遂送至外院查头颅 CT 提示左侧大量硬膜下血肿，当地医院无法处理转入我院急诊，经过急诊相关检查、术前准备后急诊收入院。患病以来，精神可，言语少，体重基本同前。

(3) 查体：神清，精神淡漠，不语；右侧肢体肌力明显减退，约 II 级。

(4) 2019 年 4 月 3 日头颅 CT：左侧大量慢性硬膜下血肿。

其他科情况：

会诊目的及要求：

患者术后停止排气排便 5 天，请贵科协助诊治。

会诊意见：

应邀会诊，患者今日下午已排便，目前无明显腹胀。

建议：继续口服乳果糖。

外科随诊。

谢邀！

会诊医师签名：	会诊时间：2019 年 4 月 9 日 19 时 22 分

病例 3：会诊原因为患者长期卧床不排便导致的腹痛腹胀问题，会诊医师到达后，发现患者已经排便，腹痛腹胀已经消失。

会诊目的及要求： 请从普外科角度，针对腹膜后肿物、腹股沟淋巴结、甲状腺肿物等 PET-CT 的异常提示，给予进一步诊治的指导性意见。谢谢！（此前贵科已会诊，当时 PET-CT 结果还未归。谢谢！）

胸外科病房　申请医师签名：

会诊意见：

应邀会诊，请落实上次会诊意见，完善腹盆腔增强 CT 再请会诊，谢谢！

病例 4：前一次会诊意见为完善腹部增强 CT，但申请会诊科室并未落实。这种情况下，再次请会诊仅会造成医疗资源浪费。

感染科：根据……，不除外隐匿感染，但应除外血管炎、风湿免疫性疾病、血液系统肿瘤

风湿免疫科：……支持风湿免疫性疾病，但要进一步除外感染

血液科：根据……有淋巴瘤可能，但要寻找证据，并除外感染

常见的现象：会诊意见形成死循环。

原因分析

申请方
- 责任转移，只做执行方
- 会诊指征把握不严
- 会诊目的不明确
- 患者出院或病情变化时会诊未取消

会诊方
- 缺乏责任感和时间观念
- 积极性不高
- 会诊和落实非同一人
- 患者病情复杂，左右为难
- 未查看患者直接提交意见

综合上述会诊问题，原因分析包含申请方和会诊方两方面。

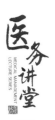

如何给外科医生发出一份好的会诊单

邀请
科室

✓ 查房时认真聆听，确保真正理解上级医师意见
✓ 平素体检发现的异常（多年的无症状胆结石、肾结石、甲状腺结节等），可以门诊观察，无需会诊
✓ 会诊单病情介绍简洁明了，重点突出，避免"流水账"
✓ 会诊目的明确，需要外科医生解决什么问题（转科、活检、台上会诊）
✓ 会诊前电话沟通，完善必要检查
✓ 注明病房位置，主管医生姓名和联系方式
✓ 尽量减少工作时间之外提交平会诊（与次日提交无本质区别）
✓ 病情急性加重，转为急会诊；病情未加重且会诊未超时，避免反复催促
✓ 书写会诊申请单的医师如果不是提出会诊建议者，及时和提出会诊建议者有效对接

好的会诊中，申请科室最好做到如上条目。

病历摘要及诊疗经过：

患者因"慢性支气管炎、肺气肿"入院，床旁超声提示"胆囊泥沙样结石"，无腹痛主诉。

其他科情况：

会诊目的及要求：

"胆囊泥沙样结石"下一步治疗。

好的会诊申请单应做到内容精炼、目的明确。
将之前展示的病例 2 会诊申请单进行改进，可如图描述。

如何给外科医生完成一份好的会诊单

受邀
科室

➤ 避免大篇幅导入病历、检验、检查结果
➤ 很多术前会诊是基于全身麻醉的要求：有无全麻禁忌，如何达标
➤ 很多术后会诊是基于出院的目的：能否出院，如何调理
➤ 会诊意见重点突出：需要完善哪项检查、检查回报后联系人
➤ 会诊意见有针对性和实操性
➤ 遇到专业性强或者病情复杂，及时请示"专家"，减少无效会诊
➤ 避免与手术中的医生沟通交代病情
➤ 留下联系方式，便于核实会诊意见，追踪随访

为外科医生完成好的会诊单，应邀科室最好做到以上所示条目。

如何解读外科医生的会诊意见

会诊意见

➤ 完善**检查，我科随诊

➤ 无外科处理指征

➤ 考虑有处理指征，联系**转科

言外之意

➤ 这事可能和我有关，咱们可以继续联系

➤ 这事和我无关，你别找我了

➤ 这事找我就对了，我会负责到底

就外科医生的会诊意见，可以参照以上内容解读。

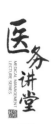

如何提升会诊质量

✓ 应用短信提醒功能，"移睿医生"沟通对话功能

主管部门

✓ 强化医生基础知识培训，联合医务处、教育处对年轻医生基础知识的培训考核

✓ 强化会诊制度要求，会诊前准备，会诊资质管理

✓ 强化绩效考核，评估反馈，奖惩机制

✓ 根据星级评价支付会诊费

相应管理部门也可以通过所示条目来帮助或督促临床医师提升会诊质量。

思考与体会

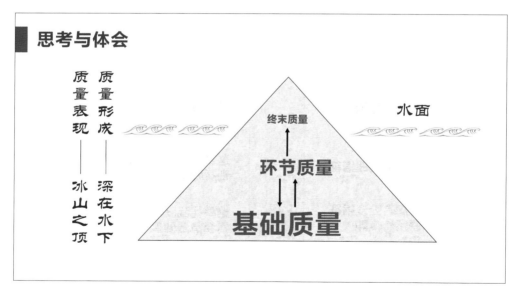

会诊质量的提高需要各个部门的通力合作，包括会诊申请科室、应邀会诊科室、医务处、教育处、信息管理与大数据中心等，希望在大家的共同、持续努力下，使会诊质量不断提高，也能够使患者满意度日益提升。

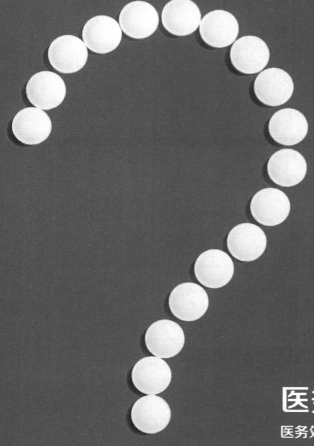

医务处聊会诊

医务处　董书

会诊制度要点
绩效分配
系统操作注意事项

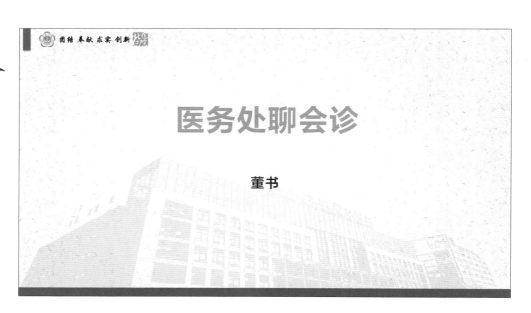

会诊制度要点

绩效分配

系统操作注意事项

一、会诊制度要点

会诊制度要点

会诊时限

普通会诊：24小时

急会诊：5分钟

会诊资质

有我院执业资格的**住院总医师、主治医师。**

涉及孕产妇的急会诊，**由副主任及以上职称医师完成。**

出处：《关于进一步规范高危孕产妇转会诊工作的通知》（京卫老妇幼字〔2014〕第8号）

会诊指征沟通

当会诊医师认为会诊申请不具备会诊指征时，须与申请科室及时沟通，经双方协商一致后可由申请科室取消会诊申请；如果申请科室坚持提出会诊申请，会诊医师须及时完成会诊，相关异议于会诊评价中反馈。

医务处根据会诊评价反馈情况，**定期组织召开**协调、沟通会。

会诊时限：计时开始时间为提交会诊申请单的时间，结束时间为应邀会诊科室提交会诊意见的时间。

急会诊要求5分钟内到岗，急会诊的会诊记录可在抢救结束后补记。

涉及孕产妇的急会诊，必须由副高及以上职称医师完成。

会诊中的争议可以通过会诊评价反馈结果体现。希望会诊双方医师充分利用评价机制和信息平台，帮助医院寻找制度和流程上的缺陷，持续改进会诊质量。

会诊制度要点

会诊形式

全流程使用电子病历系统

手写会诊记录无法计费、无工作量统计、无法进行无纸化归档。

必须亲自查看患者，严禁不查看患者直接书写会诊记录。

预约检查为主的会诊，需要在医师查阅患者并完成检查后将检查结果书写于会诊记录中。

会诊申请方

与主治医师确认会诊指征后，再发出会诊申请。

完善入院记录、首程等必要的病历文书和必需的检验、检查。

申请单中注明电话联系方式。

点名邀请会诊，必须电话联系会诊医师知晓。

及时撤销误操作/无指征的会诊申请。

逐级会诊

会诊病例诊断不清或处理存在困难时，会诊医师须及时、主动请求本科室的上级医师协助会诊。

在应邀会诊医师已完成会诊，但申请科室认为尚未达到会诊目的情况下，可由申请科室遵循"对等会诊"的原则（即同级别医师之间互相邀请会诊），由本科室上级医师再次提出会诊申请，直接邀请对方上级医师会诊，并通过电话联系对方上级医师知晓。

目前我院会诊全流程的电子化仅限于院内会诊。

会诊申请方应注意：申请单中须注明真正有效、可及时沟通的电话联系方式。点名会诊要事先电话联系会诊医师知晓。

对于疑难会诊，通过逐级会诊制度和对等会诊原则保障患者安全。

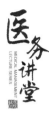

会诊制度要点

绩效分配

系统操作注意事项

二、绩效分配机制

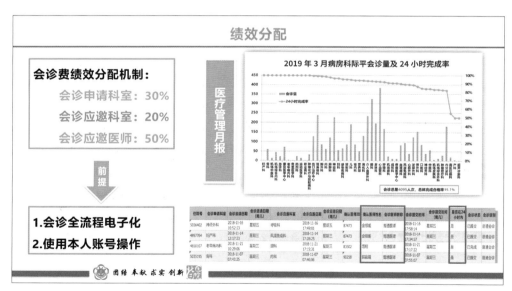

绩效分配

会诊费绩效分配机制：

会诊申请科室：30%

会诊应邀科室：20%

会诊应邀医师：50%

前提

1.会诊全流程电子化

2.使用本人账号操作

医疗管理月报

2019 年 3 月病房科际平会诊量及 24 小时完成率

会诊总量4095人次，总体完成合格率95.1%

为提升会诊质量和及时性，我院对会诊医师个人给予了绩效倾斜。但绩效分配成功的前提是会诊全流程电子化和使用本人账号操作。

每月我院《医疗管理月报》会发布科室会诊工作量和完成及时率。

医务处也会将会诊完成及时率较低的科室明细（患者信息、会诊申请及完成时间、是否超时、会诊医师姓名等）反馈给行政医师及医疗科主任。

第一讲
会诊那些事儿

第二讲
首诊负责制

第三讲
感染防控 三线不逾

第四讲
实战用血

第五讲
聚焦危急值

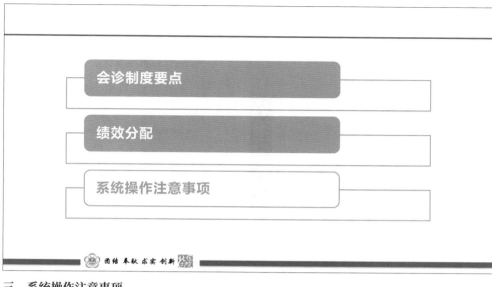

三、系统操作注意事项

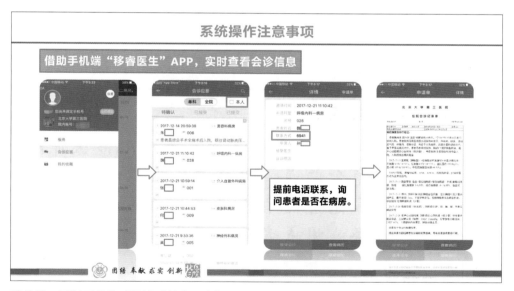

移动端：医师可借助手机端"移睿医生"APP，实时查看会诊邀请信息，操作步骤如图示。急会诊会优先显示在列表顶端。

勾选"本人"框可筛选出点名邀请您的会诊申请。

此外建议充分利用预留的医师联系方式，进行会诊前必要的沟通。

通过 APP，医师可查看完整病历文书和检查检验资料。

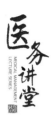

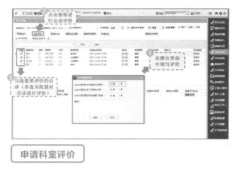

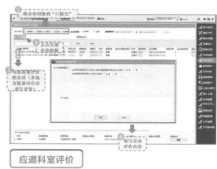

系统操作注意事项

请**务必**完成会诊双向评价，反馈会诊质量问题，帮助我们持续改进

申请科室评价　　　　　　　　　　　应邀科室评价

住院电子病历系统端：

请务必完成会诊双向评价，反馈会诊质量问题，帮助我们持续改进。

申请科室评价：临床医疗 —— 会诊申请 —— 会诊评价 —— 勾选想要评价的会诊条目进行评价。

应邀科室评价：临床医疗 —— 会诊应答 —— 已提交 —— 勾选想要评价的会诊进行评价。

双方可以在会诊完成后即刻评价，也可在月底进行集中批量评价。

借用赵鸣武教授的话：

　　会诊的顺利、有效进行，源于双方医师的相互尊重和充分沟通。希望大家能够换位思考，从对方医师和患者的角度出发，以医疗质量安全为第一要务，用医者仁心完成每一次会诊工作。

谢 谢

与大家共勉。

培训效果评估问卷

1. 科际会诊工作的时限要求是：[多选题]

  □ 普通会诊：24 小时
  □ 普通会诊：48 小时
  □ 急会诊：5 分钟
  □ 急会诊：10 分钟

2. 涉及孕产妇抢救的急会诊，对会诊医师资质要求是：[单选题]

  ○ 主任医师
  ○ 副主任医师及以上
  ○ 主治医师及以上
  ○ 住院总医师及以上

3. 点名会诊是否需要事先电话联系对方医师知晓？[单选题]

  ○ 需要
  ○ 不需要

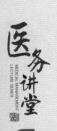

4. 如果认为会诊申请无会诊指征，是否可以在未沟通的情况下拒绝会诊？［单选题］

　　○ 可以
　　○ 不可以

5. 如果在认为无会诊指征的情况下，申请科室坚持要求会诊，是否需要完成会诊？［单选题］

　　○ 需要
　　○ 不需要

6. 如果对会诊过程及会诊效果存在异议，较好的处理方式包括：［多选题］

　　□ 使用电子病历系统中的会诊评价功能
　　□ 直接联系医务处或总值班投诉
　　□ 与本科室行政医师沟通，由行政医师联系对方科室行政医师沟通反馈
　　□ 与自己的上级医师沟通，由上级医师与对方或对方上级医师沟通

7. 作为会诊申请方，工作中应注意的方面包括：［多选题］

　　□ 申请会诊前完善必要的病历文书书写
　　□ 通过沟通先完善必要的检验、检查，再发出会诊申请
　　□ 由二线或主治医师对会诊指征进行把关
　　□ 会诊申请单中尽量明确会诊原因和会诊指征，重点突出
　　□ 预留有效的联系方式，或与会诊医师主动电话沟通
　　□ 在会诊过程中控制情绪，保持良好的沟通态度

8. 作为应邀会诊方，工作中应注意的方面包括：[多选题]

☐ 严格执行：亲自查看患者后再书写会诊记录

☐ 不委托不符合会诊资质要求的下级医师代替自己完成会诊

☐ 主动了解其他科室运行规律，通过沟通提高会诊效率

☐ 通过与对方科室和本专业上级医师的必要沟通，增加会诊意见的可执行性

☐ 在面临处理困难的会诊时，利用会诊联动机制，主动、积极寻求上级医师帮助

☐ 全部使用电子病历系统书写提交会诊意见

☐ 在工作中控制情绪，保持良好的沟通态度

第二讲
首诊负责制

团结　奉献　求实　创新

首诊负责制

医务讲堂

急诊
Emergency

骨科 创伤中心
吕扬

急诊科
李硕

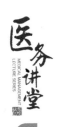

引　言

在《医疗质量管理办法》和《医疗质量安全核心制度要点》中，首诊负责制位于 18 项医疗质量安全核心制度之首，由此可见其重要性。首诊负责制涉及门诊和急诊患者，而在实际诊疗过程中，又以急诊执行出现的争议和矛盾最为突出。2019 年，北京大学第三医院急诊量 30.96 万人次，位居北京市前列。为在高负荷的工作状态下有效保障医疗质量和患者安全，管理的根本点即是建立完善的院内制度和通畅的诊疗流程。

在讨论首诊负责制之前，需要首先明确急诊分诊原则。然而国内至今尚无统一的急诊分诊原则或权威指导意见，临床一线工作实践面临现实困难。北京大学第三医院在原有较为成熟的内科分诊原则基础上，经过多专业征求意见讨论制订了《急诊外科疾病分诊原则》，明确了多发伤、不同部位外伤、电击伤、自缢伤等分诊原则，并配套制订了《急诊工作评议考核规定》，以督促急诊分诊原则和首诊负责制的有效执行。而后，依托于"医务讲堂"的院科两级培训体系，帮助临床一线医护人员切实了解制度要求和工作流程，从而保障其真正的落地执行。

急诊患者救治的及时性、有效性，依赖于医护人员的协同合作，这其中既包括不同科室医师之间的协作，也包括医护之间的协作。为此，我们在本次培训中分别邀请了急诊分诊护士长谢蕊、急诊内科医疗副主任李硕、骨科和创伤中心的副主任医师吕扬，以及医务处主管急诊工作的副处长周庆涛从不同角度解读制度，并借助真实病例和实际工作经验示教如何有效落实首诊负责制。同时，每季度召开医疗工作例会，面向医疗副院长和各临床科室医疗副主任直接反馈急诊分诊不良事件，并定期召开急诊重点病例讨论会，邀请医疗质量与安全管理委员会专家对急诊争议病例进行深入讨论，最终决议制定责任科室和个人的奖惩措施。

在医院职能部门和各临床科室医务人员的共同努力下，急诊分诊不良事件在 2019 年上半年即由近 30 起 / 月迅速下降至 3 起 / 月，极大地改善了急诊诊疗秩序，为保障急诊医疗质量和患者安全起到了有效的促进作用。

然而，急诊的管理并不能止步于此。急诊轮转医师的培训是决定急诊医疗质量可持续发展的重要影响因素。为此，北京大学第三医院起草制订了《急诊轮转医师上岗资质及岗前培训制度》，由急诊内科和急诊外科共同协作，在医务处和教育处的大力支持下，设立了急诊相关系列培训课程，内容涉及临床诊疗技能、院内规章制度、工作流程等各个方面，以确保急诊轮转医师在正式上岗前即掌握必备的技能和知识，从而为急诊患者安全和诊疗质量提供最切实的一线保障。

首诊负责制的落实，依赖于配套制度、医护协同以及人员培训等多维度的持续建设和不断完善，而究其根源，需要我们真正建立起患者安全的文化氛围。这里，借用我院老专家的寄语与各位读者共勉：高效的急诊救治，源于扎实的临床基本功、医护之间和医医之间的充分沟通，以及首诊负责制的切实执行。希望大家能够换位思考，从患者角度出发，以医疗质量安全为第一要务，秉承责任心和使命感完成每一例急诊患者的救治工作。

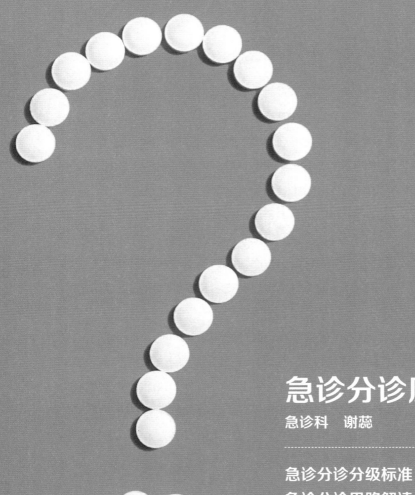

急诊分诊原则解读

急诊科 谢蕊

急诊分诊分级标准
急诊分诊思路解读——腹痛
急诊分诊思路解读——意识障碍
急诊分诊实例

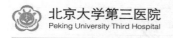

北京大学第三医院
Peking University Third Hospital

团结 / 奉献 / 求实 / 创新

急诊分诊原则解读

急诊科

谢 蕊

专业 /温馨 /尊重 /成长

第一讲
会诊那些事儿

第二讲
首诊负责制

第三讲
感染防控 三线不逾

第四讲
实战用血

第五讲
聚焦危急值

专业 /温馨 /尊重 /成长

急诊分诊分级标准
我院现行分诊分级的标准

患者分类	I 级 (濒危患者)	II 级 (危重患者)	III 级 (急症患者)	IV 级 (非急症患者)
严重程度	濒危患者 病情可能随时危及患者生命，需立即采取挽救生命的干预措施	危重患者 病情可能在短时间内进展至 I 级，或可能导致严重残疾	急症患者 患者目前明确没有在短时间内危及生命或严重致残的征象	非急症患者 患者目前没有急性发作症状，或无 /很少不适主诉
常见临床表现	气管插管 无呼吸 / 无脉搏 急性意识障碍 其他需要采取挽救生命干预措施的患者	患者来诊时呼吸循环状况稳定，但其严重性有可能发展为 I 级。 如急性意识模糊 / 定向力障碍 复合伤 严重疼痛 (疼痛评分 ≥ 7/10)	病情发展为严重疾病和出现严重并发症的可能性很低 无严重影响患者舒适性的不适 通过急诊处理可以缓解患者症状 留观和候诊过程中出现生命体征异常者，病情分级应考虑上调一级	无或很少不适主诉
护士接诊	立即	立即	在一定的时间段内安排好患者就诊	
医生接诊	立即	尽快安排		
接诊地点	抢救室	抢救室或者候诊室	诊室 (候诊过程中出现病情恶化、病情分级考虑上调)	

注：急诊就诊患者就诊顺序按照患者病情紧急和危重程度决定，并非完全按照到达时间的先后顺序

北京大学第三医院
Peking University Third Hospital

按照卫健委的要求，我院现行的是四级分诊标准。

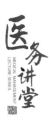

急 诊 分 级

Ⅰ级　濒危患者

Ⅱ级　危重患者，要立即诊疗

Ⅲ级　急症患者最需要注意，因为部分患者病情随时变
　　　化，有发展成为Ⅱ级的可能，所以要加强关注

Ⅳ级　非急症患者可等待，但是要接诊

北京大学第三医院
Peking University Third Hospital

Ⅰ级是濒危患者，主要指气管插管、猝死、需要马上进行抢救的人群。Ⅱ级是危重患者，是指病情不稳定、生命体征不稳定、血流动力学不稳定的人群。Ⅲ级是生命体征比较稳定的急症患者。Ⅳ级是非急症患者。
需要注意的是Ⅰ级和Ⅱ级最危重，需要立即诊疗，通常此类患者就诊区域在急诊抢救室。Ⅲ级需要加强关注，因为存在候诊期间病情加重的可能。

急 诊 分 诊

分诊护士是做什么的

分诊护士是怎样做的

分诊护士为什么这样做

北京大学第三医院
Peking University Third Hospital

急 诊 分 诊

不仅分级别，还要分科室

——遵循分诊原则和规范

——有分诊的思路

内科、外科都有分诊的标准与要求

分诊不一定100%的准确但力争正确

尽量减少患者候诊的时间和病情的延误

 北京大学第三医院
Peking University Third Hospital

分诊护士不仅要分辨患者的危重程度，还要确定首诊科室。分诊过程要遵循分诊原则和规范，力争正确。

专业/温馨/尊重/成长

急 诊 分 诊

急诊内科系统：十大症状分诊

急诊外科系统：医务处分诊规范

 北京大学第三医院
Peking University Third Hospital

急诊内科系统以十大症状为分诊依据。急诊外科系统遵循我院医务处制定的分诊规范。

第一讲
会诊那些事儿

第二讲
首诊负责制

第三讲
感染防控 三线不逾

第四讲
实战用血

第五讲
聚焦危急值

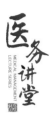

急 诊 分 诊

急诊内科系统：十大症状

发热、胸痛、腹痛、意识障碍、呕吐与腹泻

头痛、晕厥、心悸、呼吸困难、呕血与便血

北京大学第三医院
Peking University Third Hospital

十大症状中腹痛和意识障碍是最易引起歧义的两个症状。下面以这两个症状为例来阐述分诊思路。

急诊分诊思路解读——腹痛

腹痛　　涉及科室：内科、普外科、妇产科、泌尿外科

问诊思路	分诊思路	
	分诊分级	拟诊断分诊思路
1. 腹痛的程度、性质、特点，以及既往史。 2. 观察伴随症状的严重程度，询问已知的相关化验结果。	持续性腹痛不能缓解，时间持续36小时以上，伴有生命体征改变的，其病情属级即有潜在危及生命的可能	1. 剧烈持续性刀割样腹痛伴腹膜刺激征、有休克体征，拟诊断消化道穿孔 —— 普外科 2. 腹痛伴呕吐、阵发性绞痛、腹胀、停止排气排便，拟诊断肠梗阻 —— 普外科 3. 右下腹痛，麦氏点压痛，反跳痛，拟诊断阑尾炎 —— 普外科 4. 急性腹痛伴发热、恶心、呕吐、腹泻，拟诊断急性胃肠炎 —— 内科 5. 左上腹痛，伴有饱餐或饮酒后发生，拟诊断胰腺炎 —— 内科 6. 右上腹痛，伴有墨菲征阳性，拟诊断胆囊炎、胆结石 —— 普外科 7. 女性患者突然腹痛，必须询问月经史，考虑有无宫外孕，卵巢囊肿蒂扭转、卵泡破裂 —— 妇科 8. 突然下腹痛伴肾区叩击痛，拟诊断泌尿系结石 —— 泌尿外科 9. 老年人突然腹痛要考虑有无急性冠脉事件 —— 内科 10. 外伤后导致腹部疼痛，注意生命体征，考虑内脏破裂 —— 普外科

腹痛的分诊思路。

52

急诊分诊思路解读——意识障碍

意识障碍　　涉及科室：内科、神经内科

问诊思路	分诊思路	
	分诊分级	拟诊断分诊思路
1. 意识障碍起病时间、发病前后情况、诱因、病程、既往史。 2. 有无伴随症状及严重程度、相关化验异常程度 3. 有无服毒及毒物接触史。	剧烈头痛、呕吐、收缩压>200mmHg昏迷 病情属于Ⅱ级 有潜在危及生命的可能	1. 先发热后意识障碍：脑炎、大叶性肺炎——内科 2. 先意识障碍后发热：脑出血——神经内科 3. 伴头痛呕吐、肌力变化:脑出血、脑血栓——神经内科 4. 血压升高无肢体肌力改变：见于高血压脑病——内科 　　血压升高有肢体肌力改变：见于脑出血——神经内科 　　血压降低，注意休克指数——内科 5. 瞳孔缩小：有机磷中毒及苯巴比妥中毒——内科 　　瞳孔不等大：脑疝——神经内科 6. 注意患者快速血糖的检测，警惕低血糖昏迷

意识障碍的分诊思路。

急 诊 分 诊

1. 急诊外科系统：医务处外科分诊规范

2. 急诊外科疾病分诊原则试行版

3. 关于急诊外科分诊流程的通知

北京大学第三医院
Peking University Third Hospital

2018年12月医务处下发了急诊外科疾病分诊原则（第一版）。
2019年5月医院下发了急诊外科疾病分诊原则（试行版），目前外科系统遵循此规范进行分诊工作。

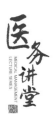

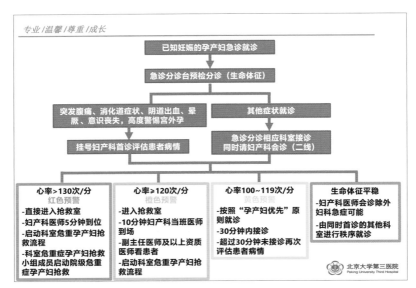

急诊分诊流程图（含分级腕带）

孕产妇属于重点关注人群，因病情分诊至非妇产科就诊的孕产妇，接诊时仍需请妇产科会诊。同时，分诊护士会对非传染病的孕产妇根据其生命体征确定分级，分别佩戴红橙黄绿色分级腕带，并根据分级级别安排就诊区域。

急诊分诊

岗位资质：

急诊临床工作满5年以上，护师以上职称，通过科室分诊岗位资质准入者：

通过分诊流程、分诊思路及相关心电图知识等的培训及考核，方可担任分诊

岗位的工作；2018年9月起，组内护士长担任分诊工作

培训内容：

以急诊分诊思路为主的临床培训课程，每年上下半年各培训一次；特殊疾病

危重急症进行单病种分诊思路培训，以提高分诊准确率；

每月统计分析分诊错误原因和问题，收集复杂疑难病例，以提高分诊准确率

北京大学第三医院
Peking University Third Hospital

分诊护士的岗位资质及培训内容如图示。

专业 / 温馨 / 尊重 / 成长

急诊分诊实例

病例1

患者男性，66岁，主因饮酒后头外伤来诊，"120"送至我院

查体：患者头部可见明显开放性伤口

（询问患者家属：主诉外伤后出现一过性意识丧失）

患者神清语利，定向力正常，四肢肌力正常，生命体征平稳

分诊首诊科室：神经外科

分诊思路：1. 生命体征正常，分级属三级——急症、无生命危险

2. 头部外伤出现意识丧失，且意识丧失出现在外伤后

 北京大学第三医院
Peking University Third Hospital

病例1及分诊思路。

专业 / 温馨 / 尊重 / 成长

急诊分诊实例

病例2

患者男性，59岁，主因车祸伤，由"120"从怀柔转至我院

查体：血压155/87mmHg，心率65次/分，血氧饱和度98%

神清语利、无头痛等不适主诉，四肢肌力正常

"120"医生诉于外院已诊断外伤后蛛网膜下腔出血，目前保守治疗，病情平稳，患者外伤致颈椎骨折，此次转诊目的为治疗颈椎外伤

分诊科室：骨科

分诊思路：1. 生命体征正常，分级属三级—— 急症、无生命危险

2. 头部外伤已明确诊断蛛网膜下腔出血，且病情平稳，无蛛网膜下腔出血加重的症状体征，考虑目前体征，确定首诊科室为骨科

 北京大学第三医院
Peking University Third Hospital

病例2及分诊思路。

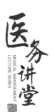

急诊分诊实例

病例2

结局：骨科首诊

神经外科会诊：复查头颅CT：未见明显颅骨骨折及颅内出血

骨科诊疗建议手术治疗，家属商议要求保守治疗

北京大学第三医院
Peking University Third Hospital

结局为骨科首诊，因患者蛛网膜下腔出血请神经外科会诊。最后家属决定保守治疗。

急诊分诊实例

病例3

患者女性，52岁，主因左下肢肿胀7小时来诊

问诊：左下肢酸痛7小时，伴肿胀

查体：自动体位，下肢肌力正常，自诉腿部肿胀

相关检查：外院腰椎CT：L4-5椎间盘突出

生命体征：血压164/99mmHg，心率109次/分

分诊科室：介入血管科

分诊思路：1. 生命体征平稳，属于III级

2. 根据患者症状体征，考虑有无下肢静脉血栓可能

结局：介入血管科完善相关检查，排除静脉血栓的可能，骨科会诊，对症处理

北京大学第三医院
Peking University Third Hospital

病例3及分诊思路。

专业/温馨/尊重/成长

急诊分诊

需要沟通协调的问题

1. 团结协作的团队性

2. 分级标准的统一化

3. 充分的协调、沟通

 北京大学第三医院
Peking University Third Hospital

通过以上3个病例可以看出，涉及多个科室时，以患者最严重的问题来界定首诊科室。工作中也会存在拟诊断与最终诊断不相符的情况。急诊工作需要团队协作，分诊标准统一，同时需要充分的沟通和协调。

专业/温馨/尊重/成长

专业 规范 标准 准确

时刻以"患者为中心"

 北京大学第三医院
Peking University Third Hospital

最终，希望分诊工作专业、规范、标准、准确，时刻以患者为中心，保障患者安全。

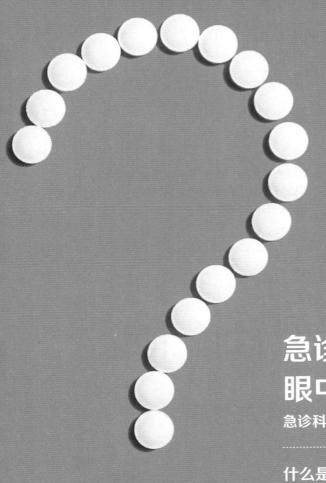
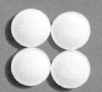

急诊内科医生
眼中的首诊负责制

急诊科　李硕

什么是首诊医师？
首诊医师的职责是什么？
遇到问题怎么办？
实际执行情况与工作建议

第一讲
会诊那些事儿

第二讲
首诊负责制

第三讲
感染防控 三线不逾

第四讲
实战用血

第五讲
聚焦危急值

急诊内科医师眼中的首诊负责制

急诊科 李硕

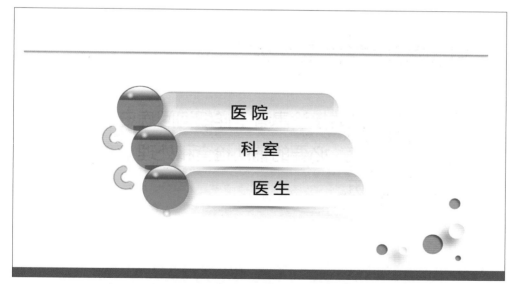

首诊负责制出台的目的是保证患者医疗安全。针对三个层面：医院、科室和医生。

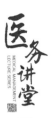

什么是首诊医师？

急诊患者首先被分诊的科室和首次接诊医师为首诊科室和首诊医师。

什么是首诊医师?

首诊医师的职责是什么？

首诊医师须及时接诊患者，详细询问病史，进行体格检查、必要的辅助检查和处理，并认真记录病历。

首诊医师的职责是什么?

首诊医师的职责是什么？

对诊断明确的患者应积极治疗或提出处理意见；
对诊断尚未明确的、病情危重的患者应在对症治疗的同时，
及时请上级医师或有关科室医师会诊，及时向家属交代病
情，签署知情同意书等。

首诊医师的职责是什么？

对急、危、重患者，首诊医师必须及时采取积极措施负责
实施抢救。任何科室、任何个人不得以任何理由推诿或拒
绝。

即使诊断为非本科疾患，亦须先接诊处理并书写病历。

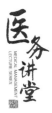

遇到问题怎么办？

病例 1

主诉: 腰痛约 2 小时。

现病史: 患者约 2 小时前无明显诱因出现左侧腰痛，疼痛程度剧烈，伴出汗，恶心，无呕吐，无胸痛，无明显呼吸困难加重，无腹痛、腹泻，腰痛持续不缓解，遂至我院急诊科就诊。

既往史: 先天性心脏病，房间隔缺损，脊柱畸形，肾结石，否认药物过敏史。

查体: 脉搏 93 次 / 分　呼吸 25 次 / 分　血压 126/ 86mmHg，血氧饱和度 96%，鼻导管吸氧 1L/min，神志清楚，双肺呼吸音粗，可闻及少量湿啰音，心律齐，胸骨左缘 3、4 肋间可闻及收缩期 3/6 级杂音，可及抬举样心尖搏动，腹部柔软，左侧腹肌稍紧张，肝未触及，脾未触及，墨菲征阴性，左侧肾区叩痛阳性，肠鸣音 3 次 / 分。双下肢无水肿。

专科查体: ＿＿＿＿＿＿＿＿＿＿＿＿

辅助检查:

阳性结果: 血气示 PH 7.34，PCO_2 68mmHg，PO_2 51mmHg，Lac 0.6mmol/L。

初步诊断 (就诊原因 / 诊断名称): 呼吸衰竭 II 型
腰痛待查
泌尿系结石?
先天性心脏病
脊柱畸形

病例 1

第一讲
会诊那些事儿

第二讲
首诊负责制

第三讲
感染防控 三线不逾

第四讲
实战用血

第五讲
聚焦危急值

该患者腰痛来诊，考虑泌尿系结石，但因为存在脊柱畸形及先天性心脏病，长期慢性缺氧状态，血气提示II型呼吸衰竭，无呼吸困难症状。

如果你是首诊医师，你怎么办？

首诊内科

- II型呼吸衰竭
- 腰痛？泌尿系结石 ➡ 泌尿外科会诊

内科医师首诊：

虽然存在II型呼吸衰竭，但血气提示代偿性，无意识障碍，无呼吸困难加重，考虑为慢性呼吸衰竭。但此次症状主要为腰痛，既往肾结石病史，故请泌尿外科会诊解决泌尿系结石问题。

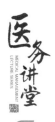

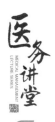

首诊泌尿外科

- 腰痛 ➡ 泌尿系结石？
- Ⅱ型呼吸衰竭 ➡ 内科会诊

泌尿外科医师首诊：

此次症状主要为腰痛，既往肾结石病史，左侧肾区叩痛阳性，考虑为泌尿系结石，完善相关检查证实。但血气提示Ⅱ型呼吸衰竭，故请内科会诊处理。

病例2

主诉： 外伤半天。

现病史： 今日下午家属回家后发现患者侧躺在地上，具体摔倒过程不详，无意识丧失、肢体抽搐、二便失禁，但不认人、言语不清、言语混乱、双下肢无力，目前言语不清较前减轻。患者自己无法描述症状。近期感冒。

既往史： 高血压，痴呆，否认糖尿病、冠心病、脑血管病；药物过敏史无。

月经史： 已绝经。**查体：** 体温36.5℃ 脉搏78次/分 呼吸16次/分 血压184/77mmHg，神清，言语尚清。双侧瞳孔等大，d=3.0mm；光反射可。面纹对称。疼痛刺激四肢可见自主活动。余欠合作。

初步诊断（就诊原因/诊断名称）： 外伤，肢体无力待查；低钠血症；脑血管病

处理：

检查： 颅脑CT平扫（创伤）；急查心电图；双下肢静脉超声多普勒（有无血栓）；颅脑MR平扫。

检验： 血常规；急查生化组合1；凝血Ⅲ；急查肌钙蛋白T；急查N末端脑钠肽前体；急查血氨。

诊疗： 院内会诊（普通）；静脉采血

特殊医嘱

会诊： 会诊科室：骨（外伤），请会诊时间： 月 日 时 分，**会诊到达时间：** 月 日 时 分

患者去向：

病程记录：

00:45 ECG：Ⅲ、aVF导联ST段轻度抬高，＜0.1mV，请抢室内科二线阅图后建议等待血化验结果。

病例2：外伤后言语不清、下肢无力患者，神经科首诊，但心电图检查发现下壁导联ST段异常，急请内科会诊。

病例2

科室: 急诊内科	姓名:	第1页	ID号: 000533889000

2019-04-19 02: 48

急诊会诊记录:
　　应邀会诊, 敬阅病历。
　　患者因"外伤"就诊于神经科急诊, 因心电图异常请内科会诊。病史同前不赘述。

检验结果回报:
　　快速肌酸激酶同工酶 MB 51U/L↑, 快速肌酸激酶 945U/L↑, 急查肌钙蛋白 T 0.563ng/ml↑, 急查 N 末端脑钠肽前体 4323pg/m1↑。

结合患者 ECG, 考虑急性下壁心肌梗死可能, 入抢救室进一步诊治。

内科会诊: 下壁导联 ST 段异常抬高, 心肌酶及肌钙蛋白升高, 考虑急性下壁心肌梗死, 故转入抢救室进一步诊治。

接诊　　　明确诊断　　　转交给相应科室继续治疗

首诊科室：及时接诊，明确病因
其他科室：确认问题，决不推脱

作为首诊科室的职责是无论患者是不是自己科室的问题, 都要及时接诊、明确病因, 同时请相关科室会诊。相关科室及时确认是否存在自己科室的情况, 不因非首诊而推脱。

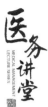
病例3

主诉: 意识淡漠2~3天。

现病史: 患者诉2~3天前突发意识淡漠, 一直未就诊, 今日家属诉患者突发昏睡, 伴低热, 37.3℃, 就诊于海淀医院, 查血常规示白细胞 10.4×10⁹/L, Neu85.7%, 查生化示总胆红素 (TBIL) 48.8μmol/L, 谷氨酰转移酶 (GGT) 417U/L, 谷丙转氨酶 (ALT) 60.9U/L, 谷草转氨酶 (AST) 86.9U/L, 降钙素原 (PCT) 0.49ng/ml, 诊断为胆管炎, 建议我院就诊。病程中, 患者饮食较差, 无腹痛, 大便差, 尿色泛黄。

既往史: 慢性气管炎, 肺纤维化, 抑郁症。

月经史: 绝经。

查体: 体温 37.5℃ 脉搏 94 次/分 呼吸 20 次/分 血压 153/70mmHg, 患者推车入院, 嗜睡, 查体不合作, 腹部柔软, 压之患者无痛苦表情, 肝、脾未触及, 墨菲征阴性, 肾区无叩击痛, 肠鸣音 3 次/分。双下肢无水肿。

专科查体:

辅助检查:

阳性结果:

初步诊断 (就诊原因 / 诊断名称): 胆囊炎

病例3: 如果一个患者的病情同时涉及多个科室, 应该如何处理?

病例3

2019-04-16 23: 24

急诊会诊记录:　　　急诊内科会诊

患者因 "胆管炎" 于外科就诊, 因意识障碍请急诊内科会诊。

患者家属诉患者约2~3天前出现意识淡漠, 一直未就诊, 今日家属发现患者意识障碍, 伴低热, 体温 37.3℃, 无呕吐, 无咳嗽咳痰, 无抽搐, 自行口服退热药物, 就诊于海淀医院, 考虑为 "胆管炎", 转我院就诊。因意识障碍请神经内科及急诊内科会诊, 外院头颅 CT 未见大面积脑梗死及脑出血病灶。心电监测: 心率 87 次/分, 血压 152/79mmHg, 血氧饱和度 100%, 查体: 昏睡, 双瞳孔直径 1mm, 对光反射存在, 双肺呼吸音清, 未闻及干湿啰音, 心律齐, 未闻及杂音, 腹软, 压之痛苦表情, 双下肢不肿。

既往史: 慢性支气管炎, 肺纤维化, 抑郁症, 长期口服地西泮、利培酮、苯海索等药物。

初步诊断: 胆管炎? 意识障碍待查, 药物中毒?

处理: 给予氟马西尼 0.5mg 静脉注射后患者神志转清, 可对答, 否认过量服药史, 但仍考虑苯二氮䓬类中毒可能性大, 建议完善血毒物检测明确诊断, 指导治疗, 向患者家属交代病情, 家属考虑后表示拒绝毒物检测。治疗方面, 与普外科共同管理患者, 给予氟马西尼维持泵入, 保肝, 补液, 必要时利尿。向患者家属交代目前药物中毒可能性大, 药物种类、血药浓度不详, 有可能出现呼吸循环抑制, 严重时危及生命, 家属表示理解, 积极配合治疗。

患者同时存在胆管炎和苯二氮䓬类药物中毒, 普外科与急诊内科共同管理患者。以上为急诊内科会诊记录。

接诊　　　　本科疾病以外同时存在其他疾病　　　共同管理患者

首诊科室：合并症多，沟通协调
其他科室：高度重视，各负其责

当患者合并症较多，多种疾病同时共存，需请其他相关科室合作诊疗。首诊科室进行沟通协调，其他会诊科室也应高度重视，各负其责。

病例4

医师应诊时间： 2019 年 5 月 9 日 22 时 42 分

主诉： 颈椎外伤 27 小时。

现病史： 27 小时前行走在路上时突发晕厥，摔倒后自述四肢无力，由当地医院治疗一天后来我院骨科急诊。

既往史： 自述曾有呼吸暂停病史。

查体：体温 37℃，脉搏 84 次 / 分，呼吸 18 次 / 分，血压 117/72mmHg。

专科查体： 神志清楚，交流顺畅，费城围领固定，咳嗽稍显无力，双上肢近端肌力 Ⅳ~Ⅴ 级，远端肌力 Ⅲ 级，双下肢肌力 0 级，感觉平面为双乳平面，已插尿管，巴宾斯基征阳性。

辅助检查：

阳性结果： 外院颈椎 MR 可见椎管狭窄、间盘突出，颅脑 CT 未见明显出血。

2019-05-09 颈椎 CT（平扫 + 重建），颈椎退行性骨关节病，C4- 6 间盘突出，椎管狭窄，C5 棘突多发骨折。

初步诊断（就诊原因 / 诊断名称）： 颈椎外伤 C5 棘突 多发骨折

处理：

嘱托： 1. 完善检查；2. 联系急诊抢救室留观；3. 给予脱水、激素、抑酸、补液、化痰等治疗；4. 请内科、神经内科会诊；5. 汇报二线三线，继续目前治疗，告知患者风险，签署知情同意书。

病例 4：年轻男性突发晕厥，四肢无力，颈椎外伤。骨科首诊，完善相关检查，将患者安置在抢救室，给予激素脱水等对症治疗，请内科与神经科会诊，且向上级医师汇报，签署相关知情同意，处理及时、全面。

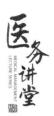
病例4

2019 年 5 月 10 日　00：59

急诊会诊记录：

应邀会诊，患者因颈椎外伤就诊于骨科急诊，请内科会诊明确晕厥原因。患者昨日于行走时发作头晕，无视物旋转，无胸闷、胸痛、呼吸困难、心悸、腹痛等不适，后出现意识丧失倒地，醒来后无头晕、头痛、胸闷、胸痛、呼吸困难、心悸、腹痛、腹泻等不适，外院曾有低血压，具体值不详，家属诉近期无黑便史，无发热史。既往：体健，曾有低血压，其母有低血压。

查体：心电监测心率 92 次 / 分，血压 112/70mmHg，血氧饱和度 98%，神清，双肺呼吸音粗，可闻及干啰音，心律齐，未闻及杂音，腹软，无压痛，双下肢不肿。体温 37.5℃。

辅助检查：心电图：窦性心律，心率 96 次 / 分，右束支传导阻滞。

2019-05-09 快速肾功能：快速尿素 6.74 mmol/L，快速总二氧化碳 30 mmol/L，快速钾 3.8 mmol/L，快速钠 135 mmol/L，快速氯 103 mmol/L，快速葡萄糖 6.5 mmol/L↑。

2019-05-09 23：52 急查血常规：白细胞 10.27×10^9/L↑，血红蛋白 135 g/L，血小板 236×10^9/L，中性粒细胞绝对值 7.42×10^9/L↑。

2019-05-09 23：35 颈椎 CT（平扫＋重建），颈椎退行性骨关节病，C4-6 间盘突出，椎管狭窄，C5 棘突多发骨折。

其他化验检查未归。

初步诊断：

晕厥

颈椎外伤

处理：患者目前晕厥原因未明，可能与低血压有关，导致低血压原因目前未明，但目前无消化道出血，失血性休克，低血容量性休克，心源性休克，感染性休克证据，建议继续心电监测，明确有无心律失常，完善超声心动图检查明确心脏结构及功能，完善胸片检查，明确肺内情况，予雾化解痉处理。生理盐水 2m1＋沙丁胺醇（万托林）5mg＋ 布地奈德 1mg 雾化吸入 每日 3 次，若胸片有肺部感染，可予抗生素、化痰治疗。

内科会诊，考虑晕厥可能与低血压相关，建议完善超声心动图检查，明确有无心脏器质性病变。

病例4

2019-05-10　01：35

急诊会诊记录：

应邀会诊，敬阅病史。患者因颈椎外伤就诊于骨科急诊，家属诉患者 1 天前行走时头晕，无视物旋转，无胸闷、胸痛，无呼吸困难、心悸，无肢体麻木、无力，无恶心、呕吐，后突发意识丧失倒地，无肢体抽搐、口吐白沫，无二便失禁，醒来后无头晕、头痛、无肢体无力、麻木，无胸痛、心悸、呼吸困难，曾有低血压，具体值不详。既往：体健，曾有低血压，其母有低血压。否认脑血管病史、心脏病史。

查体：神清，语利，颈椎固定。双侧瞳孔等大，d=3.0mm，光反射可，眼动充分，无眼震，否认复视。面纹对称，感觉对称，伸舌居中。双上肢肌力 V- 级，双下肢肌力检查不配合、疼痛刺激无反应。粗测感觉对称。余欠合作。

2019-05-08 头颅 CT：未见大面积出血及梗死（自行阅片，未见正式报告，唐山市第二人民医院）

处理：患者晕厥会诊，查体未及神经系统阳性体征，外院头颅 CT 未见新发大面积梗死、出血及占位病灶，暂无急性脑血管病导致晕厥证据，建议完善头颅 MRI，继续贵科诊治。

神经科会诊，根据症状和体格检查，无急性脑血管病的证据，建议完善头颅核磁检查。

病例4

现病史： 家属诉患者1天前行走时头晕，无视物旋转，无胸闷、胸痛，无呼吸困难、心悸，无肢体麻木、无力，无恶心、呕吐，后突发意识丧失倒地，无肢体抽搐、口吐白沫，无二便失禁，醒来后无头晕、头痛，无肢体无力、麻木，无胸痛、心悸、呼吸困难，外院曾有低血压，具体值不详。既往：体健，曾有低血压，其母有低血压。否认脑血管病史、心脏病史。

查体： 神清，语利，颈椎固定。双侧瞳孔等大，d=3.0mm，光反射可，费城围领固定，咳嗽稍显无力，双上肢近端肌力Ⅳ~Ⅴ级，远端肌力Ⅲ级，双下肢肌力0级，感觉平面为双乳平面，已插尿管，巴宾斯基征阳性。

辅助检查：
2019-05-08 头颅CT：未见大面积出血及梗死（自行阅片，未见正式报告，唐山市第二人民医院）
2019-05-09 23：35 颈椎CT（平扫+重建），颈椎退行性骨关节病，C4-6间盘突出，椎管狭窄，C5棘突多发骨折。

处理： 患者入院后积极完善相关检查，给予激素脱水、护胃等治疗，请相关科室会诊指导诊治，<u>请示二线三线建议手术治疗，患者及其家属要求转院治疗，告知转院过程中病情有加重可能，甚至危及生命，患者及其家属表示理解，签字为证。</u>

经首诊及两科会诊后，再次请示了上级医师，但家属仍然要求转院，告知转院过程中可能出现的风险，家属表示理解并签字。本病例是个很好的多科合作的案例。

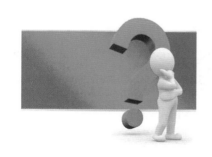

实际执行情况与工作建议

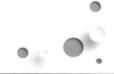

那么，首诊负责制的实际执行情况是如何呢？

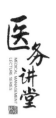

2018-09-30　17：55

病程记录：抢救记录

患儿于 15：35 急救平车送入抢救室，查体意识丧失，大动脉搏动未触及，无自主呼吸，立即启动抢救，给予持续胸外按压，球囊面罩辅助通气，盐水开放静脉，肾上腺素 1mg 静脉注射。追问病史，患者约 35 分钟前（2018-09-30 15：00）从三层楼坠落，15：10 目击者联系急救车，15：15 急救车到场，患者侧卧位，面部可见外伤出血，查体意识丧失，股动脉可触及微弱搏动，之后连接心电监护示波直线，给予胸外按压后转至我院。

考虑患儿高空坠落，颈椎损伤不除外，急请麻醉科会诊，给予紧急气管插管、连接呼吸机辅助通气，模式及参数：A/C，f 20 次 / 分，VT 170ml，FiO₂ 100%。同时联系普外科、神经外科、儿科二线到场参加抢救。

持续心肺复苏，15：54 患者恢复自主循环，可触及大动脉搏动，心电监护：心率 126 次 / 分，血压 70/47mmHg，血氧饱和度 100%。查体：昏迷，双侧瞳孔散大固定，对光反射消失，左上肢畸形，双肺呼吸音粗、对称，心音低、各瓣膜听诊区未及杂音，腹软、无肌紧张，四肢末梢皮肤淤紫、皮温凉。急诊内科参与抢救人员：葛洪霞副主任医师，刘韶瑜主治医师，冯璐住院医师，谢蕊护士长、吴亚俊护师及当班护士若干。16：15 患者血压低，生命体征不稳定，遵儿科医师医嘱，给予联合静脉泵入多巴胺、多巴酚丁胺、肾上腺素升压，同时生理盐水快速补液。

联系医务处启动创伤中心（神经外科、普通外科、骨科、儿科、口腔科、胸外科、危重医学科）。

16：15 床旁紧急股静脉穿刺置管成功（具体见穿刺置管记录），留取血常规、生化、凝血、心肌损伤标志物化验，同时备血 800ml，完善胸部 X 线、颈椎侧位 + 骨盆正位片、超声心动图、腹部超声检查。

本病例为患儿高空坠落后心搏骤停，急诊进行心肺复苏后恢复自主循环，但由于我院没有儿外科，因此没有科室愿意作为首诊科室做进一步治疗。

科室：胸外科急诊　姓名：　第1页　ID号： 001658044800

2018-09-30　15：35

急诊会诊记录：

应邀会诊，看患者，敬阅病历：

患儿因坠落伤送我院急诊，具体受伤时间不详，来诊时呼吸心搏骤停状态，目前气管插管呼吸机辅助通气，辅助通气时双肺可闻及呼吸音；视诊胸廓外形饱满无明显畸形，无明显皮下肿胀、淤血。目前积极心外按压复苏处理；建议呼吸循环稳定后完善胸片及 CT 检查，我科随诊。

科室：普通外科急诊　姓名：　第1页　ID号： 001658044800

2018-09-30　17：07

急诊会诊记录：

应邀会诊，敬阅病史。

专科查体：睑结膜无苍白，全腹平软无膨隆，腹部皮肤未见外伤，听诊肠鸣音弱，1~2 次 / 分。患者气管插管呼吸机辅助呼吸，血管活性药物维持血压。心率 80~90 次 / 分，血压 80~140/50~70mmHg，血氧饱和度 91%。

辅助检查：血气： 血红蛋白 76g/L。腹部超声：肝脾未见明显破裂，腹盆腔未见明显积液。处理意见：患者目前无腹腔脏器破裂活动性出血表现，腹部平软，无腹膜炎表现，如患者病情稳定，可行腹部 CT 进一步明确腹部病情。余遵贵科治疗，我科随诊。

儿科会诊记录：

患儿为 11 岁男童，因"高处坠落"由急救车送往我院急诊抢救室，入院时心跳停止，无自主呼吸，我科周薇主任医师、黄春玲主治医师、张京慧住院总医师于 15 时 35 分左右到达抢救室协助抢救。

到场后查看患儿：患儿意识丧失，予持续心外按压过程中，无自主呼吸及心律，面部肿胀，下颌部可见外伤，左上臂畸形，全身多处瘀伤，口鼻腔可见新鲜出血，双侧瞳孔 6mm，散大，对光反射消失。双侧桡动脉、颈动脉、股动脉无波动，皮温凉，血块收缩时间（CRT）>4s。

处理： 15：35，到场后立即协助予患儿心外按压，开放静脉，气管插管连接呼吸机辅助通气，予生理盐水快速扩容，多次给予肾上腺素静推强心。15：54，患儿恢复自主心律，大动脉搏动可触及，心率波动于 120~130 次 / 分，血压低，心音低钝，CRT>4s，双侧瞳孔同前，余查体同前。予多巴胺、多巴酚丁胺、肾上腺素持续泵入强心、升压治疗。持续生理盐水扩容，予导尿监测尿量。患儿血压有一过性好转，最高回升至 120~70/90~60mmHg，但不能维持。16：37，患儿血气分析提示 pH<6.8，PCO₂ 89mmHg，PO₂ 176mmHg，提示严重代谢性酸中毒，呼吸性酸中毒，上调呼吸机潮气量至 200ml，予碳酸氢钠 5ml/kg（150ml）30 分钟纠酸治疗。红细胞、血浆输注补充胶体液治疗。嘱监测血气分析、血常规、凝血功能、生化指标，根据患儿血压、心律及血气情况随时调整补液。有条件进一步完善影像学检查明确原发外伤情况。

胸外科、神经外科、普通外科、骨科、口腔科、介入科、心外科、耳鼻喉科均看过这名患儿，但没有一个科室愿意做首诊科室。

科室：骨科急诊　姓名：　第1页　ID号：001658044800
2018-09-30 17: 19
急诊会诊记录：
应邀会诊，查看患者，病史详见病历。
专科查体：患者昏迷状态，气管插管呼吸机辅助呼吸，血管活性药物维持血压。心率80~90次/分，血压80~140/50~70mmHg，血氧饱和度95%。患者左上肢可见畸形，局部可及骨擦音及骨擦感，余脊柱及肢体未见明显畸形，未及骨擦音及骨擦感。
辅助检查：床旁骨盆正位可见右侧耻骨上支骨折，未见明显骨盆环不稳定，床旁颈椎正侧位观察欠满意。左肱骨干骨折。
处理：田耘主任医师、姜帅住院总医师、夏天主治医师查看患者；示：目前患者昏迷、休克状态，稳定生命体征，局部颈部费城围领固定，注意保护脊柱及四肢，患肢避免外压，待生命体征平稳后完善相关检查除外骨折。

科室：口腔科急诊　姓名：　第1页　ID号：001658044800
2018-09-30　17: 25
急诊会诊记录：患者目前口内气管插管呼吸机辅助通气。颌面部软组织未见明显破损，口内检查不满意，可见上颌前部黏膜撕裂，颌骨骨折，牙齿松动。建议完善颌面部CT明确骨折情况，待全身情况稳定后行颌面部骨折手术。

科室：介入血管急诊　姓名：　第1页　ID号：001658044800
2018-09-30 18: 50
急诊会诊记录：
应邀会诊，病史已阅。
患者目前口内气管插管呼吸机辅助通气。颏部可见敷料覆盖，可见两处伤口，无明显渗血，口内检查不满意，可见上颌前部黏膜撕裂，颌骨骨折，部分牙齿松动，渗血明显。缝合口内外伤口，取出口内松动牙齿。双侧磨牙后区置纱布两块予以局部压迫止血。建议进一步完善颌面部CT明确骨折情况，待全身情况稳定后行颌面部骨折手术。
请示栾景源主任医师后指示：患者鼻面部外伤出血，鼻面部侧支循环丰富，栓塞止血效果差，建议积极贵科治疗，向患者家属交代病情，我科随诊。

科室：心脏外科急诊　姓名：　第1页　ID号：001658044800
2018-9-30　19: 07
急诊会诊记录：
应邀会诊，病史已阅。患者高空坠落伤3小时，呼吸心搏骤停1小时请我科会诊。目前患者循环不稳定，血压34/20mmHg，心率101次/分，呼吸机辅助呼吸，AC模式，FiO_2 100%，PEEP $3cmH_2O$，SpO_2 100%；血气分析Lac > 15mmol/L，pH小于7.30，Hb 76g/L。查体：双侧瞳孔等大等圆，直径4mm，对光反射弱，下颌不稳定，口腔科考虑下颌骨折，双肺呼吸音清，未闻及干湿啰音，心音有力，心电监测示窦性心律。腹软，无压痛。左上肢畸形，左下肢可见散在淤青，四肢温度低，双侧股动脉可触及。口腔中可见持续鲜血流出。
超声心动图：射血分数（EF）48%，未见明显心脏破裂及心包积液情况。
各项生化：2018-09-30 17: 57 凝血Ⅲ：凝血酶原时间17.4s↑，凝血酶原活动度46%↓，国际标准化比值1.63↑，纤维蛋白原1.03 g/L↓，纤维蛋白降解产物238.1μg/ml↑，活化部分凝血活酶时间119.9s，APTT比率3.48↑，凝血酶时间34.7s↑，TT比率2.39↑，D-二聚体34.84μg/ml↑。
2018-09-30 17: 57 心肌损伤标志物三项：B型钠尿肽87 pg/ml，全血肌钙蛋白I测定0.36ng/mL↑，肌酸激酶同工酶45ng/ml。

科室：耳鼻喉科急诊　姓名：　第1页　ID号：001658044800
急诊会诊记录：2018-9-30　19: 18
耳鼻喉科会诊记录：
应邀会诊，二线值班医师杜雅丽住院总医师床旁看患者，目前已气管插管呼吸机辅助通气，心电监护示患者血氧饱和度83%。口腔内仍有活动性出血，清理口腔内鲜血见出血来源于右侧口腔，予以纱布压迫后出血速度减慢，咽腔、鼻腔未见活动性出血。考虑我科暂无特殊处理，请口腔科积极压迫止血，必要时请介入科会诊。我科随诊。

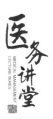

16：37急查血气分析示：pH<6.80，二氧化碳分压（PCO₂）89mmHg，氧分压（PO₂）176mmHg，乳酸（Lac）>15mmol/L，血红蛋白7.6g/dl。
提示严重代谢性酸中毒、休克，与儿科医师商议后给予碳酸氢钠150ml静点纠正酸中毒，上调呼吸机潮气量至200ml。
医务处周庆涛副处长、创伤中心刘彬副主任向患者家属交代病情，患儿高空坠落，心搏骤停、心肺复苏术后，目前虽恢复自主循环，但大剂量升压药物下血压仍无法维持，外出检查风险极高，先以稳定生命体征为主，预后极差，随时有再发心搏停止可能。
结合病史及目前化验、检查结果，考虑颅脑外伤或颈椎损伤导致心搏骤停可能性大，患者由神经外科和儿科主要完成后续抢救治疗。

最后请示医务处及创伤中心副主任，指定神经外科首诊，与儿科共同做后续治疗。

复合伤或涉及多科室的危重患者抢救，在未明确由哪一科室主管之前，除首诊科室负责诊治外，所有的有关科室须协同抢救，不得推诿，不得擅自离去。各科室分别进行相应的处理并做好病历记录。

凡是各科有危重患者需要进急诊抢救室进行抢救，抢救室的急诊内科医生有责任和义务协助大家进行抢救。

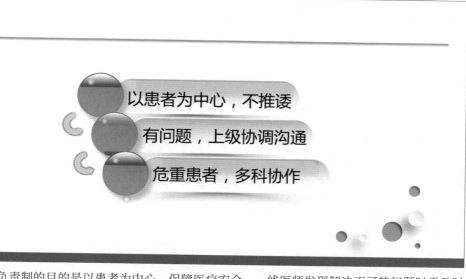

以患者为中心，不推诿

有问题，上级协调沟通

危重患者，多科协作

首诊负责制的目的是以患者为中心，保障医疗安全。一线医师发现解决不了的问题时需及时与上级医师沟通，危重患者需多学科协作诊疗。

第一讲
会诊那些事儿

第二讲
首诊负责制

第三讲
感染防控 三线不逾

第四讲
实战用血

第五讲
聚焦危急值

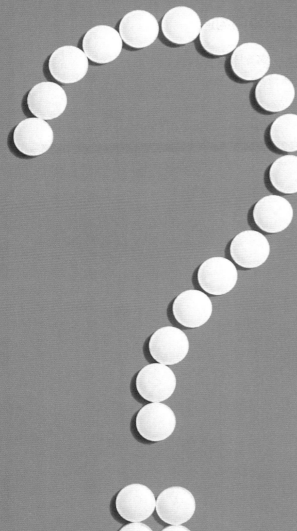

外科医生眼中的
首诊负责制

——沟通与协作的艺术

骨科、创伤中心 吕扬

分诊台是个海
理想状态下的值班大咖们
真实状态下的急诊一兄弟
事情的后续恶果
救赎与反思
同一种患者的两种结局
我的急诊心得

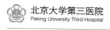

外科医生眼中的
首诊负责制

——沟通与协作的艺术

骨科、创伤中心　吕扬

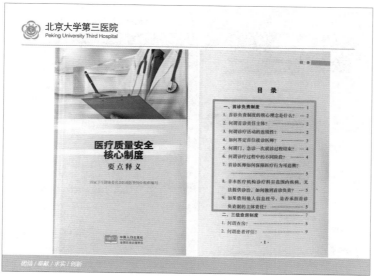

首诊负责制是18项医疗质量安全核心制度之一，在国家卫健委2018年发布的《医疗质量安全核心制度要点释义》这本书中，位列第一章，可见其重要性。首诊负责制涉及门诊和急诊，今天主要介绍急诊相关内容。

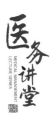
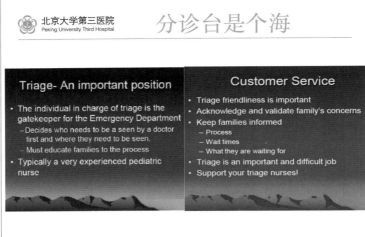

图为美国儿科急诊培训的幻灯内容。

分诊台是一个非常关键的位置，分诊也是一项极其重要且困难的工作，多数需要工作经验丰富的护士才能担当。而医师们需要给予分诊护士足够的支持。

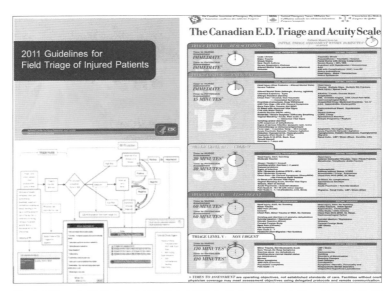

针对分诊工作的特点，国外推出了很多指南、诊疗流程，以及评分量表来帮助分诊台护士进行分诊，但是目前相关内容在我国还相对缺失。

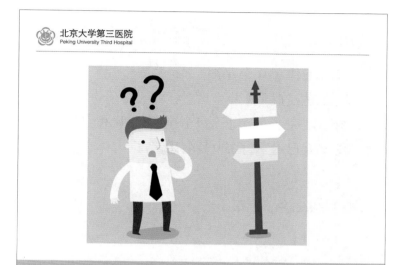

目前我院分诊主要是依靠护士对于疾病的理解、认识，以及过去的一些经验进行，因此当分诊出现复杂情况的时候，就可能会引发科室之间或科室与分诊台之间的矛盾。那么，遇到矛盾应该如何解决？

 北京大学第三医院 理想状态下的值班大咖们
Peking University Third Hospital

- 正直
- 努力工作
- 关心患者
- 和善友爱
- 善于沟通
- ……

理想中的医生状态如图所列。

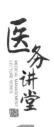

 北京大学第三医院
Peking University Third Hospital

经历百般磨炼后

- 持续工作了18个小时
- 现在是凌晨3点半
- 刚刚做完了一个长达4个小时的手术
- 我今天已经看了100多名患者了

为什么又是我！

团结 / 奉献 / 求实 / 创新

但经历了急诊的百般磨炼后，再遇到分诊矛盾的情况下，可能就无法保持良好的情绪状态了。

 北京大学第三医院
Peking University Third Hospital

真实状态下的急诊一兄弟

- 和分诊护士间的争吵
- 科室之间的推诿
- 对患者的冷言冷语
- 忽略了病情与患者
- 然后……

团结 / 奉献 / 求实 / 创新

不良的情绪使得医生们争吵、推诿，甚至会忽略患者的病情以至于造成不可挽回的后果。

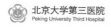

事情的后续恶果

我敢保证大家肯定不愿意去面对

- 浪费大量的时间和精力
- 降低你对于工作的热情和活力
- 可能会有一些经济上的损失
- 最严重的有可能失去你的工作甚至未来

团结 / 奉献 / 求实 / 创新

回顾我个人15年的急诊工作经历和在医务处轮转的所见，相信大家一定不会愿意去面对发生上述争吵、推诿之后可能会造成的恶果。

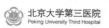

救赎与反思

- 如果你是患者，你的体会是什么
- 解决的方法
  - Communicate
  - Coordinate
  - Cooperate

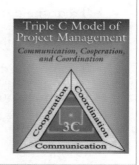

团结 / 奉献 / 求实 / 创新

换位思考，作为患者的就诊体会是什么？

这是我在美国学习时候，急诊住院医师值班室的三字箴言。沟通（Communicate）、协调（Coordinate）、合作（Cooperate）。作为医生，大家都有一颗救死扶伤的心，但只有通过沟通、协调、合作的方式才能更好地将我们的初心表达出来。

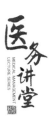

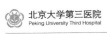

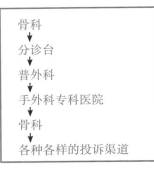

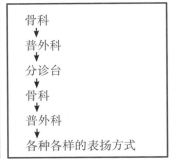

同一种患者的两种结局：

21 岁男性患者手背刀割伤，分诊首诊科室为骨科。随后患者可能面临两种截然不同的诊疗流程：

第一种情况，缺乏沟通和判断导致患者在科室和医院之间辗转，最终投诉。

第二种情况，科室之间合作良好沟通顺畅，得到了患者的表扬。

我的急诊心得

- Treat the patients as your friends
- Treat the triage nurses as your friends
- Treat other doctors as your friends
- Communicate
- Coordinate
- Cooperate

美国的急诊处理原则——3T3C 原则。

希望医护共同协作充分沟通，精心诊治患者，把我院急诊建设得更好。

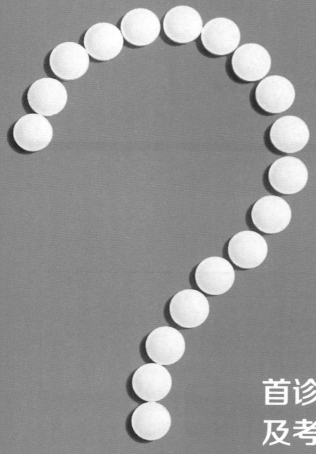

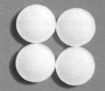

首诊负责制制度要点及考核规定

医务处　周庆涛

首诊负责制 制度要点
急诊工作评议考核规定

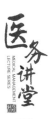

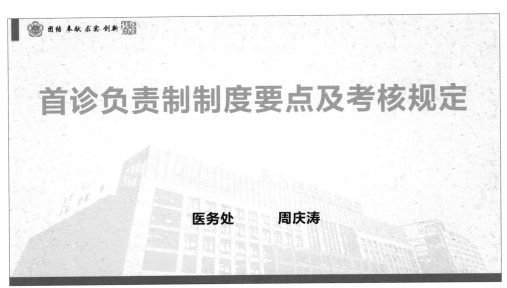

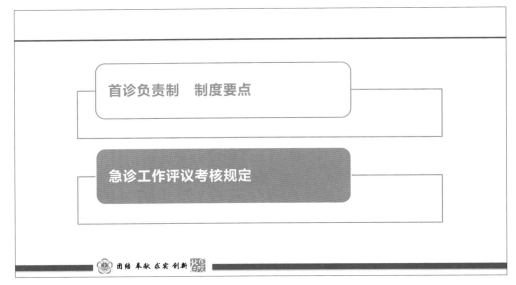

一、首诊负责制的制度要点

首诊负责制　制度要点

定义	基本要求	诊疗活动连续性体现
指患者的首位接诊医师**在一次就诊过程结束前，负责该患者全程诊疗管理的制度。**	1.保障患者诊疗服务的连续性。 2.做好医疗记录，保障医疗行为可追溯性。	**1.普通患者** 有医疗记录以体现所有医疗行为是连续的，并充分履行告知义务。 **2.急危重症抢救患者** 有医务人员全程陪同（**含监护**），积极抢救，必要时呼叫专科人员。满足1.要求。

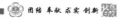
团结 奉献 求实 创新

首诊负责制的定义、基本要求及如何体现诊疗活动连续性。

首诊负责制　制度要点

首诊医师界定	首诊医师职责	急诊会诊要求
1.急诊患者，首先被分诊到科室的值班医师**为首诊医师。** **2.急危重症需抢救患者**，首位接诊医师即为首诊医师，**无论是否挂号，所挂号与医生、科室和专业是否相符。** **3.多发伤或涉及多科室的急危重症患者**，未明确主管科室前，所有相关科室须执行急危重患者抢救制度，协同抢救，不得推诿，不得擅自离开。	**1.**及时接诊，对患者进行必要的检查、做出初步诊断与处理。 **2.**认真书写病历。 **3.**即使诊断为非本科疾患，亦须做必要的处理并书写病历，同时请示上级医师，必要时请其他科室会诊。 **4.若属危重抢救患者**，首诊医师必须及时抢救患者，同时向上级医师汇报。	**1.申请条件** 首诊医师请本科室上级医师查看患者，征得同意。 **2.应邀会诊** 由二线或以上级别医师及时完成会诊，书写会诊记录，**并**向邀请科室医师当面交代会诊意见。 **3.会诊意见不一致时**，分别请示本科上级医师，直至本科主任。仍不能达成一致，由急诊科主任/医务处/总值班指定主管科室，期间严格执行首诊负责制。

团结 奉献 求实 创新

首诊医师的界定、职责及急诊会诊要求。

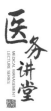

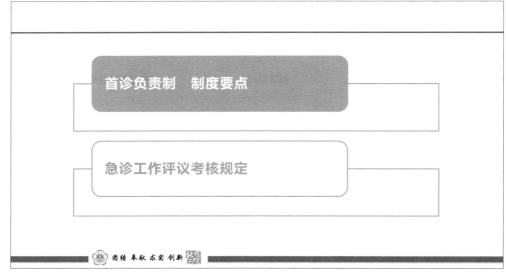

首诊负责制　制度要点

急诊工作评议考核规定

团结 奉献 求实 创新

二、为了保障首诊负责制的落实，医务处制定了急诊工作评议考核规定，现已实行。

急诊工作评议考核规定

一	二	三
严格执行首诊负责制。若首诊科室医师拒诊，立即通知急诊科主任、急诊外科主任处理，并上报医务处。	对于多个科室参与诊治的患者，主管科室的确定按照"谁处理（手术），谁主管"的原则，由进行主要处理（手术）的科室主管患者的诊疗过程。**若主管科室的确定存在争议，立即通知急诊科主任、急诊外科主任处理，并上报医务处。**	急诊一线医师诊疗过程中请示上级医师，而上级医师未能及时指导者，应通知急诊科主任、急诊外科主任处理，并上报医务处。

团结 奉献 求实 创新

急诊工作评议考核规定内容（一）。

急诊工作评议考核规定

四
对于发生如上争议的病例，由急诊科主任、急诊外科主任提出申请，医务处定期组织专家进行"急诊争议病例点评"，由当事医师进行病例汇报。召开"急诊争议病例点评"会议时，若当事医师未到场或未按照要求进行汇报，视同承认过错。

五
经专家点评确定存在过错者，当事医师晋升高级职称时减0.5分，同时所在科室扣除医疗管理分0.5分。

团结 奉献 求实 创新

急诊工作评议考核规定内容（二）。

　　高效的急诊救治，源于扎实的临床基本功、医护之间和医医之间的充分沟通，以及首诊负责制的切实执行。

　　希望大家能够换位思考，从患者角度出发，以医疗质量安全为第一要务，秉承责任心和使命感完成每一例急诊患者的救治工作。

谢　谢

团结 奉献 求实 创新

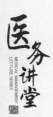

培训效果评估问卷

1. 关于首诊负责制描述，其中错误的是？[单选题]

○ 是指患者的首位接诊医师在一次就诊过程结束前，负责该患者全程诊疗管理的制度

○ 其基本要求是保障患者诊疗服务的连续性

○ 首诊医师应做好医疗记录，保障医疗行为可追溯

○ 急、危、重患者必须立即接诊，就诊过程中要求家属全程陪同

2. 下列关于首诊负责制的理解，正确的是：[多选题]

□ 管理部门和临床科室医护应共同制定、明确急诊分诊原则，以保障首诊负责制的有效执行

□ 急诊首诊医生发现分诊错误，即可以拒绝诊疗、建议重新分诊

□ 谁首诊，谁负责，直至本次诊疗结束

□ 首诊医生应仔细询问病史，进行体格检查，给予处理意见并做好病历记录

3. 关于急诊患者分级描述，其中正确的是：[单选题]

○ Ⅰ级患者为非急症患者，可安排其在一定时间段内于急诊诊室就诊

○ Ⅲ级患者为急症患者，须安排医师尽快接诊

○ Ⅱ级患者为危重患者，护士须立即接诊

○ Ⅳ级患者为濒危患者，须安排患者至抢救室并由医师立即接诊

4. 濒危患者的常见临床表现包括：[多选题]

□ 无呼吸 / 无脉搏

□ 急性意识障碍

□ 评分 ≥ 7/10 分的严重疼痛

□ 气管插管

5. 对于首诊医师的界定，正确的是：[多选题]

☐ 患者完成急诊挂号并到达诊室，首位接诊医师即为首诊医师

☐ 非抢救患者，未挂号进入诊室沟通病情，接诊医师也视作成为首诊医师

☐ 急危重症需抢救的，无论是否挂号、所挂号是否与医师或就诊科室相符，首位接诊医师即为首诊医师

☐ 门诊就诊患者不指定首诊医师

6. 首诊医师接诊患者后，如刚好要下班，应如何处理？[单选题]

◯ 口头移交给接班医师处理

◯ 让患者自行等待接班医师就诊

◯ 接诊患者并完善病历文书后移交给接班医师

◯ 对患者完成全部诊疗及文书书写后方可离开

7. 遇到急诊分诊争议，应如何解决？[多选题]

☐ 要求患者退号，请分诊台重新分诊

☐ 向上级医师反馈，由上级医师协调重新分诊，请患者等待诊疗

☐ 患者安全是第一要务，须先完成必要诊疗和记录再反映分诊问题

☐ 在执行首诊负责制前提下，向分诊台反馈沟通分诊问题，帮助分诊护士持续改进

☐ 与相关科室医师充分沟通、协作，通过诊疗交接、会诊或者共管等模式保障患者安全

8. 当首诊医师发现患者多种疾病共存，应如何处理？[多选题]

☐ 给予患者必要的诊疗处理，同时邀请相关科室会诊

☐ 向上级医师汇报请示

☐ 对患者及家属进行充分的知情告知，签署知情文件

☐ 执行会诊意见，并将相关检验、检查结果与会诊科室医师及时沟通

☐ 完善病历记录，确保诊疗行为可追溯

第三讲
感染防控 三线不逾

团结　奉献　求实　创新

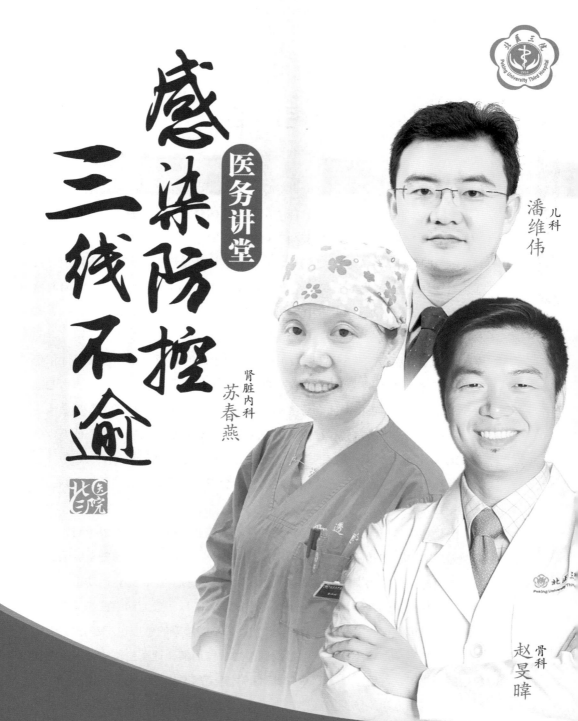

感染防控
三线不逾

医务讲堂

儿科
潘维伟

肾脏内科
苏春燕

骨科
赵旻暐

北医三院

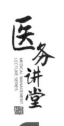

引 言

    医院感染防控是医疗质量管理的重要组成部分，是医患安全的重要保障，多次医院感染暴发事件都直接反映了系统管理缺陷和人为过失因素，追根溯源发生的原因往往是最基础、最简单、最常规的管理规定和技术操作规程没有百分之百、持之以恒地执行。2005 年安徽宿州眼球事件因为手术器械清洁消毒不彻底造成了 10 只眼球手术中有 9 只被摘除，历年多次发生的血液透析患者发生丙型肝炎暴发的事件，2017 年因工作人员违反一次性移液管一用一弃的原则造成 5 位患者感染艾滋病，2019 年再次出现的顺德新生儿感染事件和东台市血液透析患者感染丙型肝炎事件无一例外说明医院感染会加剧患者的痛苦、损坏器官甚至直接威胁到患者的生命安全；医院会因为感染暴发被通报、责令停业整改，各级院领导被撤职，直接负责人暂停执业、吊销执业证书，甚至锒铛入狱，直接损害医院的声誉；也会因为感染暴发激起社会不安定事件。所以近几年来，医院感染已经成为我国乃至全球共同面对的公共卫生问题，越来越受到关注。

    医院感染防控因其复杂性和持久性需要多专业、多部门的积极参与，每个人都做感染防控的实践者，互相监督、互相弥补，才能保障医患安全。因此，加强医院感染防控培训，提高医务人员医院感染防控意识，充分调动每个人的感染防控积极主动性，将医院感染防控措施融入临床医疗活动中去，推进感控专职人员走近临床，学感染、懂感染，贯彻"不懂感染的感控也不是好感控"，同时将感控意识深植临床，特别是挖掘医生参与热情，让医生群体认同"不懂感控的医生不是好医生"。了解并针对不同感染病原体的特点、传播途径，设置针对性的精准感染防控措施，达到事半功倍的效果。将感染防控真正变成临床活动的"主线"、患者安全的"底线"和医务人员依法执业的"红线"是预防和控制医院感染的有效措施。

北医三院医院感染管理处一直重视多科室合作，无论从最简单、最经济、最有效的手卫生、消毒隔离、医疗废物管理，还是多重耐药菌防控、抗菌药物的使用、介入操作相关感染防控等防控主题，均能与医务处、护理部、药剂科、医学工程处、基建处、总务处等相关职能处室和临床科室深入沟通交流，并特别关注临床一线医生主动性的调动，力争做到"人人都是医院感染防控实践者"。本次"感染防控、三线不逾"的讲座就是与医务处合作，由感染管理处处长张会芝、副处长袁晓宁以及来自临床一线的儿科副主任医师潘维伟、血液透析室护士长苏春燕、骨科副主任医师赵旻暐担任讲师，将临床科室医疗副主任、院感监督员、住院医师、护士长等作为现场培训对象，并在医院继续教育平台上线培训视频，以实现涵盖所有分院区同质化全员培训的目的。

培训前，医务处胥雪冬处长结合两起国家卫健委通报的医院感染暴发事件，再次传达了国家卫健委 2019 年 6 月 5 日电视电话会议精神，强调全院医务人员应该牢牢树立"三线思维"，临床医生应该认识到自己在医疗活动中的主导地位，承担主导责任，将医院感染防控措施真正落实到临床诊疗活动中去，加强多学科、多专业沟通，实施精准感控，保障患者安全。

培训中，几位讲者也从不同角度就医院感染管理进行了解读。感染管理处副处长袁晓宁结合广东顺德新生儿感染及江苏东台血液透析感染事件，分析了两次医院感染暴发事件的原因及严重后果。从实际案例分析揭示了医院感染给患者所带来的痛苦和伤害，甚至夺去了患者的生命，直接影响医院声誉和医务人员的职业生涯。号召大家树立"三线思维"，将医院感染防控意识和技术措施真正落实到医疗护理工作实处，从简单做起、从基础做起，坚决不越线，共

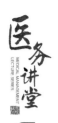

同守护医患安全。儿科副主任医师潘维伟以新生儿院内感染为例分享了新时期医院感染防控的经验，特别是多重耐药菌的防控以及医院感染病例的早期识别、报告和防控。血液透析室护士长苏春燕以血液透析室管理为例讲解了 5S 管理工具在护理管理中的应用，从细节入手，防控血液透析患者的医院感染。骨科副主任医师赵旻曄结合具体案例，介绍外科手术部位感染的重点防控环节，诠释了感染防控中外科医生的责任与担当。张会芝处长详细讲解了《国务院办公厅关于加强三级公立医院绩效考核工作的意见》中所公布的医院感染管理考核指标，即Ⅰ类切口手术部位感染率，并解读了我院纳入医疗质量相关绩效考核体系中的三项感染管理考核指标，即抗菌药物管理、手卫生依从率、院感漏报率，要求临床医务人员要高度重视。

医院感染防控因其专业的广泛性、复杂性，需要多专业、多部门的参与，多学科合作体现在医院感染控制工作的多个方面，更需要渗透到临床一线的诊疗护理活动中去，时刻提醒一线工作人员不折不扣执行医院感染防控措施作为医疗活动的主线，严守患者安全的底线和依法执业的红线，营造"人人参与、人人安全"的医院安全文化，做到"人人都是医院感染防控实践者"，确保医患安全。

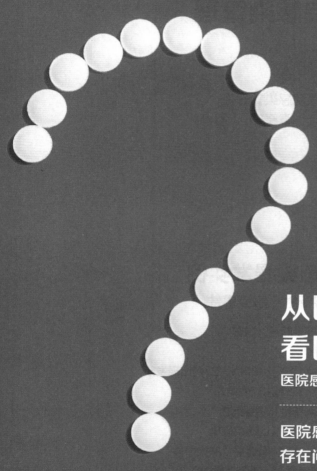

从医院感染暴发事件
看医疗机构感染管理

医院感染管理处　袁晓宁

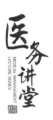

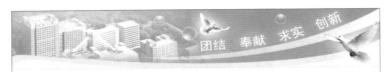

从医院感染暴发事件看
医院感染管理

医院感染管理处
袁晓宁

医院感染暴发实例

顺德新生儿感染事件

➢ 4月1日起，陆续出现多起患儿发热

➢ 4月14日停止接收患儿

➢ 4月1日至14日，共收治患儿120例，27例出现发热

➢ 4月9日起，分批向外院转送37例患儿

➢ 4月3日至20日，5例新生儿相继死亡

➢ 4月24日，医院梁副主任否认医院感染

➢ 4月25日，顺德市卫健委官网通报"感染事件"

➢ 5月11日，广东省卫健委通报其为严重的医疗事故

➢ 5月14日，全国电视电话会议通报

领导最怕的两件事：火灾和医院感染暴发。顺德新生儿感染事件，共收治患儿120例，有27例出现发热，5例患儿相继死亡。

存在问题

➤ 医院感染管理制度不健全、落实不到位
  ➤ 重视不够，执行不力
  ➤ 专职人员配置不足
  ➤ 感染管理委员会流于形式
  ➤ 相关培训和医院感染暴发演练不到位
  ➤ 工作人员不知晓、不熟悉制度
➤ 医院感染防控意识和敏感度不强
➤ 医院感染管理不科学、不规范
  ➤ 部分喉镜、雾化机消毒不规范
  ➤ 配奶过程存在洁污交叉
  ➤ 日常消毒和感染防控不规范

存在问题：重视不够，执行不力；工作人员不知晓，不熟悉制度。

处理结果

二、事件处理结果

广东省已根据《中国共产党问责条例》《医院感染管理办法》等规定，对顺德医院、佛山市卫生健康局、顺德区卫生健康局主要负责人、相关责任人予以处理。广东省卫生健康委撤销顺德医院三级甲等医院资格、收回证书和标识，责令顺德医院针对存在的问题限期整改，对广东省妇幼保健院、南方医科大学珠江医院予以通报批评。

处理结果：撤销三甲医院资格，通报批评。

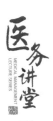

东台市血液透析患者感染丙型肝炎事件

> 2019 年4—5月，江苏省东台市人民医院因血液透析导致69例患者感染丙型肝炎
> 性质恶劣，后果严重，是一起严重的医疗事故
> 主要问题
>> 布局流程不合理，人力配备和能力不足
>> 感染防控制度措施执行不力
>>> 未专区专机透析、存在透析机混用现象
>>> 肝素使用量与实际透析工作量存在较大差距，存在用药不规范和不安全注射的风险
>>> 手卫生制度不落实，存在以使用手套代替洗手的现象
>>> 消毒隔离制度执行不力，环境及物表保洁不到位
> 医院感染监测与传染病报告制度未执行

东台市血液透析患者感染丙型肝炎事件。

处理结果

> 严肃查处相关责任人
>> 东台市人民医院党委书记、院长和分管副院长免职
>> 盐城市和东台市卫健委相关负责人予以相应处理
>> 涉事5名医师、14 名护士分别处以暂停执业六个月至一年执业活动，直到吊销执业证书
> 责令东台市人民医院血液净化中心停业整顿
> 取消东台市人民医院三级乙等医院资格

处理结果：涉事的医务人员分别处以暂停执业六个月至一年执业活动，直至吊销执业证书。同时取消医院三级乙等资格。

领导批示

- **总理、副总理**
  - **严肃查处**此类医疗事故，督促医院切实严格规范管理，并完善监管，确保群众就医安全
- **国家卫健委领导**
  - **性质恶劣，后果严重，是一起严重的医疗事故**
  - 涉事医院和当地卫生健康行政部门负有不可推卸的责任，已经**依法依规**受到相应的处理
  - **举一反三，引以为戒**，警钟长鸣，强化以患者为中心的理念，持续改进医疗质量，保障医疗安全

领导批示严肃查处。

法源

- **中华人民共和国刑法（1979.7.7）**
  - **第三百三十五条** 医务人员由于严重不负责任，造成就诊人死亡或者严重损害就诊人身体健康的，处三年以下有期徒刑或者拘役。
- **中华人民共和国传染病防治法（2004.8.28）**
  - **第六十九条** 医疗机构违反本法规定，有下列情形之一的，由县级以上人民政府卫生行政部门责令改正，通报批评，给予警告；造成传染病传播、流行或者其他严重后果的，对负有责任的主管人员和其他直接责任人员，依法给予降级、撤职、开除的处分，并可以依法吊销有关责任人员的执业证书；构成犯罪的，依法追究刑事责任。
- **中华人民共和国侵权责任法（2009.12.26）**
  - **第五十四条** 患者在诊疗活动中受到损害，医疗机构及其医务人员有过错的，由医疗机构承担赔偿责任。
  - **第五十八条** 患者有损害，因下列情形之一的，推定医疗机构有过错：
    - （一）违反法律、行政法规、规章以及其他有关诊疗规范的规定
- **艾滋病防治条例（2006.1.18）**
  - **第三十三条** 医疗卫生机构和出入境检验检疫机构应当按照国务院卫生主管部门的规定，遵守标准防护原则，严格执行操作规程和消毒管理制度，防止发生……

严重者会依法追究刑事责任。2017 年 2 月，因为 5 例艾滋病感染事件，判处当事人医疗事故罪两年半。

97

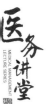

医院感控措施**不落地，撕裂院感防控安全网**

◆患者、医务人员和社会个体/群体健康/生命安全

◆卫生健康服务供给主体执业安全、人身安全和财产安全

◆刑事责任、民事责任、执业（行政）责任

◆社会秩序、民众心理底线

医院感控行为**不规范，撕裂院感防控安全网**

感控风险，
无处不在；
感控行为，
无处不有。

◆不规范的临床诊疗与感染防控导致医院感染的发生

◆不规范的临床防控导致医院感染的传播与扩散

◆不规范的感染监测报告与应对处置制约医院感染暴发的早
发现、早报告、早干预

◆不规范的医院感染暴发流行病学调查制约医院感染循证防
控、精准防控，并使得案例学习成为我国感控的"短板"

感控措施不落地、感控行为不规范，都会撕裂医院感染防控安全网。

医疗机构感染暴发事件重要教训与启示

◆感染防控是医疗质量安全管理重要的本体构成。健康保健实践中的感染
虽然难以避免，**但几乎所有的感染暴发都存在系统管理缺陷和人为过失
因素——其中的绝大多数可以通过科学、规范、循证、精准的系统管理
加以有效防控。**

◆国内外感控研究与实践表明，医疗机构内许多感染暴发案例并非孤立的
医院感染防控事件，表面来看问题出在感染防控上，但认真分析会发现
问题根源往往归于临床。大多数情况下，**与其说是因为感染防控工作没
做好导致医疗质量与安全管理出了问题，不如说是整体医疗质量与安全
管理不到位导致感染防控出现纰漏。**

摘自《透过医院感染暴发案例审视医疗质量与安全管理》前言

国家医院感染管理专业质控中心

几乎所有的感染暴发都存在系统管理缺陷和人为过失因素。

行政发文

行政发文指示：加强防控排查整顿。

医院感染相关概念

> **医院感染**（Health-care Association Infection，HAI）
> > 指**住院患者**在医院内获得的感染
> > > 在住院期间发生的感染，在医院内获得、出院后发生的感染
> > > > 无明确潜伏期的，规定**入院48小时**后发生的感染为医院感染
> > > > 有明确潜伏期的，自入院时起超过**平均潜伏期**后发生的感染
> > > 不包括入院前已开始或入院时已存在的感染（**传染病**）
> > > 医院工作人员在医院内获得的感染也属于医院感染
> > 感染部位
> > > 呼吸道、泌尿道、胃肠道、手术部位、血液系统、皮肤和软组织感染
> > 感染诊断：临床（症状、体征）；力求**病原学诊断**
> **医源性感染**：因医学服务传播病原体引起的感染

12

医院感染的概念，每个人都应知晓。

99

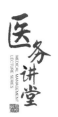

几个重要概念

➢ **医院感染暴发**：在医疗机构或其科室的患者中，短时间内发生3例以上同种同源感染病例的现象。

➢ **疑似医院感染暴发**：在医疗机构或其科室的患者中，短时间内出现3例以上临床症候群相似、怀疑有共同感染源的感染病例；或者3例以上怀疑有共同感染源或感染途径的感染病例现象。

➢ **医院感染聚集**：在医疗机构或其科室的患者中，短时间内发生医院感染病例增多，并超过历年散发发病率水平的现象。

➢ **医院感染假暴发**：疑似医院感染暴发，但通过调查排除暴发，而是由于标本污染、实验室错误、监测方法改变等因素导致的同类感染或非感染病例短时间内增多的现象。

WS/T524-2016医院感染暴发控制指南

医院感染暴发及疑似医院感染暴发两个概念需要熟练掌握，并提高诊断报告意识。

医院感染暴发报告要求

➢ **报告起点**：疑似暴发

  ➢ 短时间内出现3例及以上

    ➢ 临床症候群相似

    ➢ 怀疑有共同感染源或感染途径

    ➢ 感染病例现象

➢ 监督员——科主任——医务处、感染管理科——委员会

➢ 边救治、边调查、边控制

➢ 效果评价、形成规范

➢ 委员会确认暴发报告

医院感染暴发报告要求。

感染防控措施
标准预防+

➤ 针对<u>所有患者的预防性措施</u>，视所有患者的血液、体液、分泌物、损伤的皮肤、黏膜和被这些物质污染的物品具有潜在感染而采取的<u>标准水平</u>的消毒、隔离等预防措施。

➤ 适用于所有患者和医务人员，以防止患者之间的传播和患者与医务人员的传播（双向防护！）

标准预防 standard precaution
  针对医院所有患者和医务人员采取的一组预防感染措施。包括手卫生，根据预期可能的暴露选用手套、隔离衣、口罩、护目镜或防护面屏，以及安全注射。也包括穿戴合适的防护用品处理患者环境中污染的物品与医疗器械。
  标准预防基于患者的血液、体液、分泌物（不包括汗液）、非完整皮肤和黏膜均可能含有感染性因子的原则。
——WS/T 311-2009《医院隔离技术规范》条款 3.4

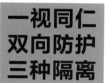

一视同仁
双向防护
三种隔离

标准预防的内涵：一视同仁、双向防护、三种隔离（接触隔离、飞沫隔离、空气隔离）——WS/T 311—2009《医院隔离技术规范》条款3.4。

标准预防措施

➤ **手卫生**：最简单、最经济、最有效

➤ 个人防护用品（PPE）：口罩、手套、面罩、护目镜、隔离衣、防水围裙、防水鞋、帽子等（根据操作需要选择）

➤ 呼吸道卫生，注意咳嗽礼节

➤ 安全注射/小心处置锐器

➤ 清洁、消毒、灭菌

  ➤ 可复用物品处理：消毒供应中心(CSSD)（器械）、洗衣房（织物）

➤ 环境控制：患者安置；废弃物管理（医疗废物）

标准预防措施中最简单、最经济、最有效的措施就是手卫生。

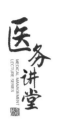
手卫生(hand hygiene)

➤ 定义：洗手、卫生手消毒、外科手消毒的统称
➤ 意义：降低感染率、保障医患安全
➤ 原则：
　➤ 可见污染：流动水+肥皂/皂液
　➤ 非可见污染：快速手消毒
　➤ 戴手套不能替代洗手，摘手套后进行手卫生
➤ 时机与方法：五个时刻、七字要诀
➤ 监测要求：每季度；接触患者、进行诊疗活动前采样
　➤ 卫生手消毒，监测的细菌数应≤10cfu/cm²
　➤ 外科手消毒，监测的细菌数应≤5cfu/cm²

要关注手卫生，在五个时刻认真按照七字要诀切实执行手卫生。

五个时刻

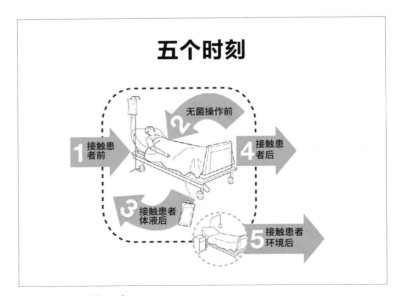

五个时刻：两前三后。

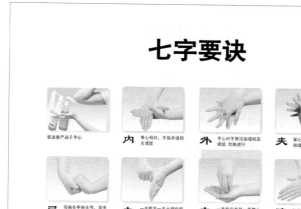

七字要诀。

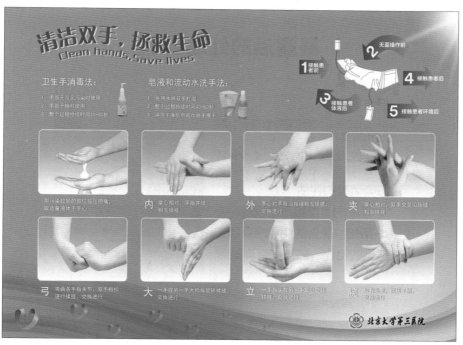

在每个洗手池上方配置的洗手图。

103

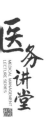
安全注射

> 含义
>> 对接受注射者无害（患者安全）
>> 注射操作者不暴露于可避免的危险（医务人员安全）
>> 注射的废弃物不对他人造成危害的注射（环境安全）
> 血源性传播疾病：乙型肝炎病毒（HBV）、丙型肝炎病毒（HCV）、人类免疫缺陷病毒（HIV）……
> 措施
>> 改变行为：减少不必要的注射
>> 确保供应品：安全注射设备（注射器、传递托盘……）
>> 禁止双手为针头复帽
>> 管理废弃物：锐器盒、医疗废物

安全注射的三个内涵：患者安全、医务人员安全、环境安全。

暴露后的处理要点

> 应急处理
> 报告
>> 工作时间：医院感染管理处，院内网报告表签字
>> 夜班、周末、节假日：急诊外科自费就诊，补办手续
> 感染风险的评估
>> 暴露的类型和严重程度
>> 所接触患者的病毒感染状态
> 适当的治疗、随访和咨询服务

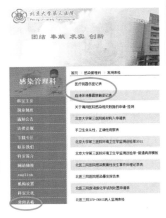

暴露后的处理要点。

应急处理

1. 保持镇静
2. 迅速、敏捷地按常规脱去手套
3. 挤压：持续推挤
4. 肥皂、流动的净水冲洗
5. 碘酒、酒精消毒受伤部位
6. 必要时包扎或外科处理

应急处理。

废弃物管理

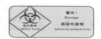

◆ **医疗废物与生活垃圾严格分开**

◆ **分类**：损伤性、感染性、化学性、病理性、药物性

◆ 收集：标识规范的**专用**包装袋、盒、箱

◆ **满3/4或48小时**密闭包装、贴出处条、签名、签交接单

◆ 合理暂存：标识规范、专人负责、合理防护、定期消毒

◆ 应急处理：

　◆ 泄漏

　◆ 遗撒

　◆ 伤害

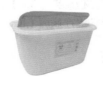
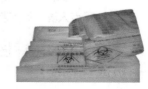

医疗废物与生活垃圾严格分开。

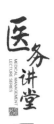

基于传播途径的隔离预防

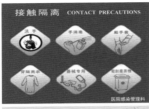

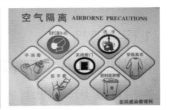

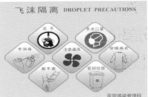

> 首选单间隔离
> 环境消毒、通风
> 手卫生
> 针对空气、飞沫：戴口罩
> 患者戴外科口罩

基于传播途径的三种隔离。特别注意的是，空气或飞沫传播的疾病，患者需佩戴外科口罩，医生在必要时戴医用防护口罩。

标准预防＋？

> 医院感染监测
>> 病例早期识别与报告
>>> 个案：确认后24小时填报医院感染病例报告卡
>>> 流行聚集：2小时，电话报告
>> 危险因素：目标监测
>>> 重点环节：中央导管相关性血流感染（CLABSI）、导尿管相关性尿路感染（CAUTI）、呼吸机相关性肺炎（VAP）、手术部位感染（SSI）
>>> 重点人群：重症监护治疗病房（ICU）、新生儿、血液透析……
> 医院感染风险评估
> 抗菌药物使用

关于病例的早期识别与报告，科室主任是第一责任人，主管医护人员负直接责任。

共同行动，筑建感控安全网

- ➤ 不规范的诊疗和防控导致医院感染的发生和播散
- ➤ 不规范的监测错失早发现、早报告、早干预
- ➤ 无处不在的感染风险，无处没有的感控行为
- ➤ 不规范的感控行为直接威胁到医生的职业生涯
- ➤ 三线思维
  - ➤ 医院感染防控是贯穿诊疗活动的"主线"
  - ➤ 医院感染防控是保证患者安全的"底线"
  - ➤ 医院感染防控是依法执业的"红线"
- ➤ 负责人是医疗机构/科室的第一责任人
- ➤ 人人都是医院感染防控的实践者，直接责任！

不规范的感控行为直接威胁到我们的职业生涯，希望大家共同行动，筑建感控安全网。

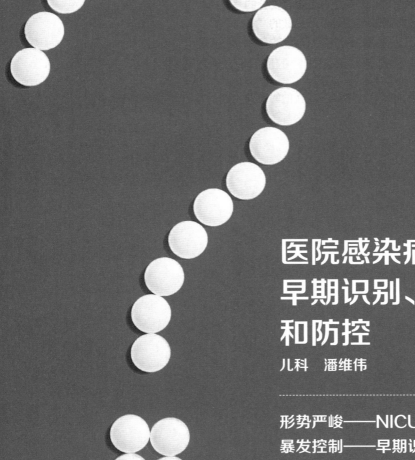

医院感染病例的早期识别、报告和防控

儿科　潘维伟

形势严峻——NICU 医院感染情况
暴发控制——早期识别
医院感染的早期报告和防控

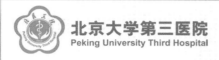

医院感染病例的早期识别、报告和防控

——北医三院儿科 潘维伟——

第一讲
会诊那些事儿

第二讲
首诊负责制

第三讲
感染防控 三线不逾

第四讲
实战用血

第五讲
聚焦危急值

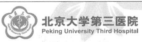

警钟长鸣

* 1993年沈阳市妇婴保健院15例新生儿院内感染死亡
* 2008年西安交通大学第一附属医院8例新生儿院内感染死亡
* 2017年首尔的梨花女子大学木洞医院4例新生儿院内感染死亡
* 2019年4月顺德5例新生儿院内感染死亡事件

医院感染暴发！

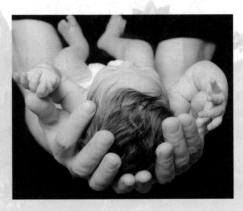

回顾近些年新生儿相关的医院感染暴发，带来的是幼小生命的消逝和对家庭的创伤。对医护人员来说则是惨痛的教训，让我们时刻警惕院感，敬畏院感，防治院感。

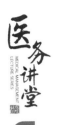

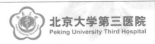

形势严峻——NICU医院感染情况

新生儿重症监护治疗病房（NICU）医院感染情况形势严峻。

致病菌无处不在

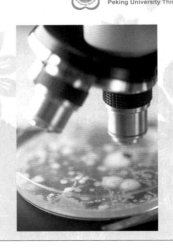

- 对于新生儿院内感染多见于早产儿，尤其是长期中心静脉置管和有创机械通气者。
- 革兰氏阳性球菌以表皮葡萄球菌、溶血葡萄球菌、沃氏葡萄球菌为主。
- 革兰氏阴性杆菌以肺炎克雷伯菌、大肠埃希菌、黏质沙雷菌等多见。

环境、物品、手……

致病菌无处不在。每个人都可能是医院感染的传染源。但如果做好手卫生及感染防护，每个人也都可以是医院感染的防护者。

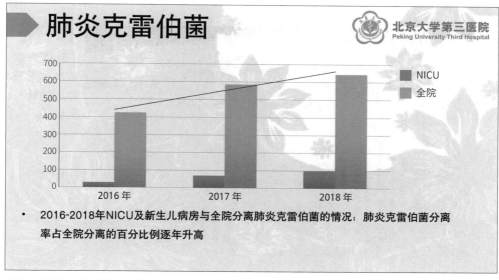

肺炎克雷伯菌的感染率逐年上升。感染后病情重，死亡率高，预后差。

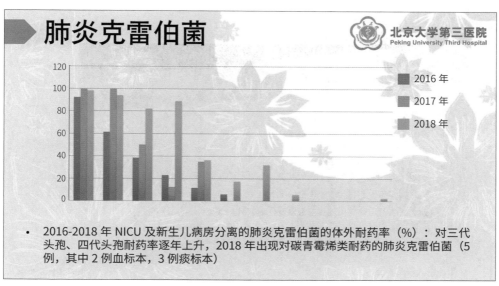

通过分析，绝大多数肺炎克雷伯菌都对三代和四代头孢耐药。

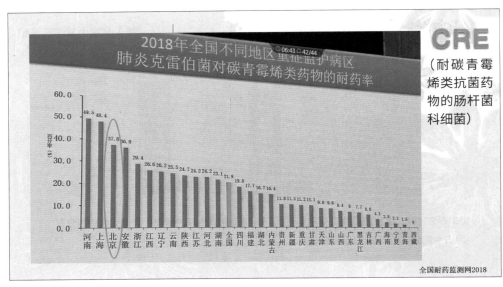

北京的肺炎克雷伯菌对碳青霉烯类耐药率已达 37.8%。

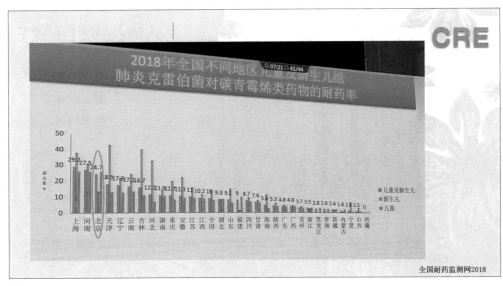

儿科的肺炎克雷伯菌对碳青霉烯类耐药率为 24.7%，形势严峻。

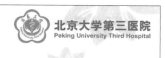

暴发控制——早期识别

面对医院感染，如何进行早期识别？

下面以新生儿重症监护病房为例介绍经验。

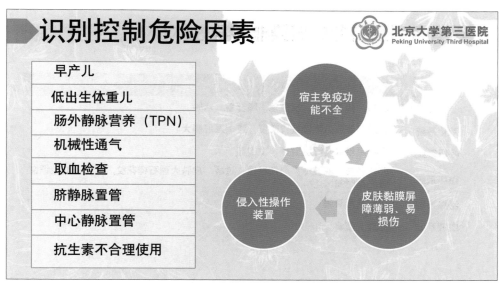

识别控制危险因素

早产儿
低出生体重儿
肠外静脉营养（TPN）
机械性通气
取血检查
脐静脉置管
中心静脉置管
抗生素不合理使用

宿主免疫功能不全

侵入性操作装置

皮肤黏膜屏障薄弱、易损伤

首先要识别控制危险因素。内在因素，如：宿主免疫功能不全，皮肤黏膜薄弱。外在因素，如：侵入性操作装置。

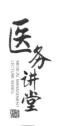
目标监测

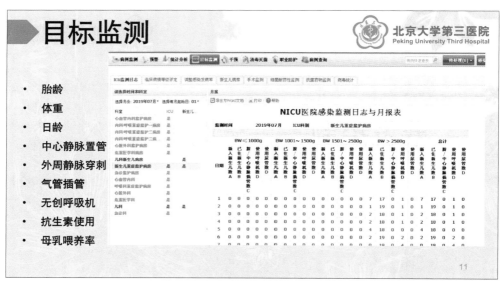

- 胎龄
- 体重
- 日龄
- 中心静脉置管
- 外周静脉穿刺
- 气管插管
- 无创呼吸机
- 抗生素使用
- 母乳喂养率

下一步，也是重要的一步，是目标监测。图为重点监测项目。通过对目标的重点监测，能有效降低医院感染发生率。

实际工作中应有的放矢，根据每个早产儿列举高危因素，让病房各级医师一目了然，做到心中有数。

具有各科室特色的感染非特异性体征

系统位置	临床表现
全身	发热，体温不稳，反应差，喂养差，水肿
消化系统	黄疸，腹胀，呕吐或胃潴留，腹泻及肝脾大
呼吸系统	呼吸困难以及呼吸暂停，发绀等
循环系统	面色苍白，四肢冷，心动过速、过缓，皮肤大理石样花纹，低血压或毛细血管充盈时间>3秒
泌尿系统	少尿及肾衰竭
血液系统	出血，紫癜

此外，还需掌握各学科不同特色的感染非特异性体征。

实际工作中需要医务人员精心细致地观察和看护，不放过一点感染的"风吹草动，蛛丝马迹"。

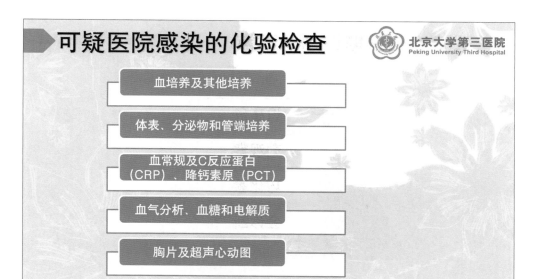

可疑医院感染的化验检查

北京大学第三医院
Peking University Third Hospital

- 血培养及其他培养
- 体表、分泌物和管端培养
- 血常规及C反应蛋白（CRP）、降钙素原（PCT）
- 血气分析、血糖和电解质
- 胸片及超声心动图

完善检查，寻找感染的证据，做到有目的地检查，不做撒网式检查，根据常规检查的细微变化寻找证据。

图为实际工作中，可疑医院感染的患者需做的检验检查项目。根据检查结果来确定是否发生了医院感染。

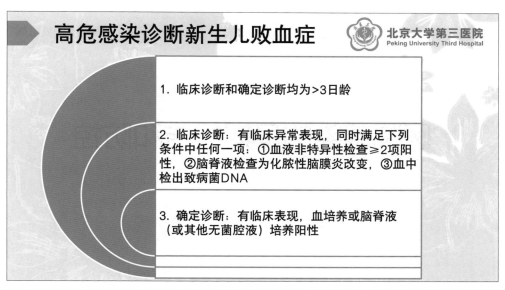

高危感染诊断新生儿败血症

北京大学第三医院
Peking University Third Hospital

1. 临床诊断和确定诊断均为>3日龄

2. 临床诊断：有临床异常表现，同时满足下列条件中任何一项：①血液非特异性检查≥2项阳性，②脑脊液检查为化脓性脑膜炎改变，③血中检出致病菌DNA

3. 确定诊断：有临床表现，血培养或脑脊液（或其他无菌腔液）培养阳性

医生需熟练掌握医院感染相关新生儿败血症的诊断标准，早诊断、在第一时间"重拳出击"治疗，降低病死率并减少后遗症。

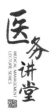

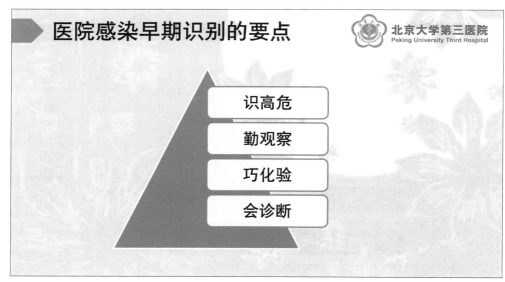

总结：医院感染早期识别的要点。

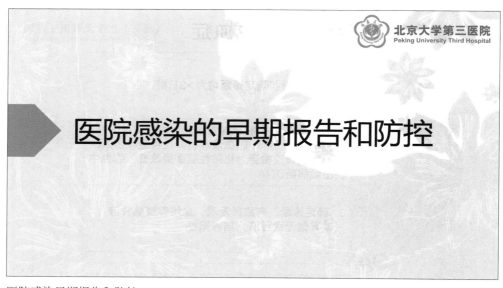

医院感染早期报告和防控。

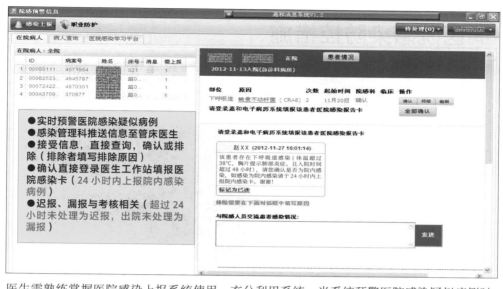

医生需熟练掌握医院感染上报系统使用，充分利用系统。当系统预警医院感染疑似病例时，医生应做到"会分析、能排除、敢确诊、早报告"，并且医院要对于迟报、漏报给予必要的处罚。

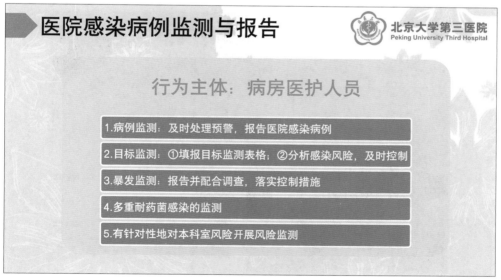

对于病房医护人员，应做到图示五点。

117

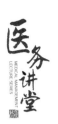

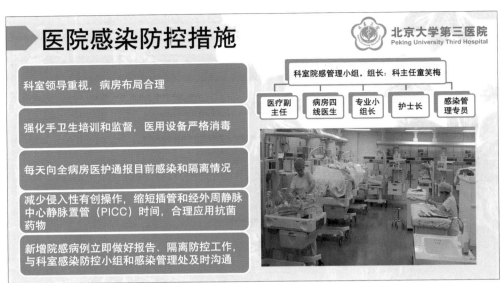

如图为针对儿科特点的医院感染防控措施，需严格执行。

组建科室院感小组，确保病房布局合理：留有专门的隔离间。

强化手卫生培训和监督，做到天天强调，人人监督，对违规行为零容忍，并监督每个人的洗手方法是否正确。

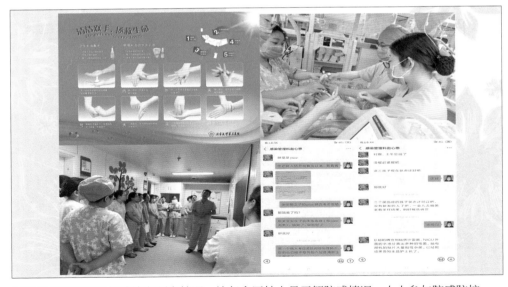

每天早交班固定通报感染和隔离情况，让每个医护人员了解院感情况，人人参与院感防控。

减少侵入性有创操作，缩短插管和PICC时间，合理应用抗菌药物。

新增院感立即做好隔离防控工作，与科室感染防控小组和感染管理处第一时间沟通，避免暴发。

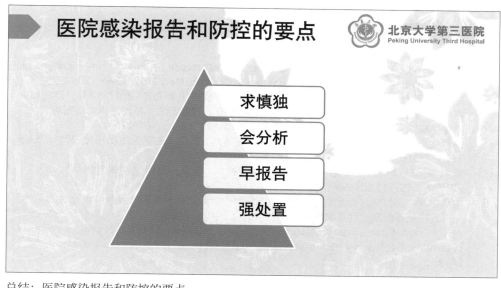

总结：医院感染报告和防控的要点。

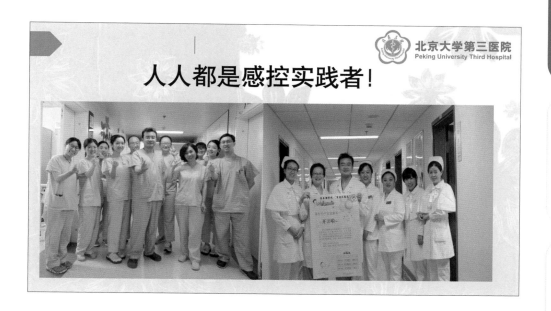

第一讲
会诊那些事儿

第二讲
首诊负责制

第三讲
感染防控 三线不逾

第四讲
实战用血

第五讲
聚焦危急值

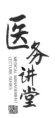

参考文献

1. American College of Critical Care Medicine. Clinical practice parameters for hemodynamic support of pediatric and neonatal septic shock. Crit Care Med, 2017, 45(6):1061-1093.
2. 陈潇，富建华．新生儿败血症诊治的研究进展．中国新生儿科杂志，2017, 32(3)：236-239.
3. 蔡小狄　陆国平．2014 版美国重症医学会（ACCM）儿童和新生儿脓毒性休克血流动力学支持临床实践指南解读．中国小儿急救医学，2018，25（2）：109-115.
4. 邵肖梅，叶鸿瑁，丘小汕．实用新生儿学．第 4 版．北京：人民卫生出版社,2011：340-350,358-360,401-407,477-482.
5. 童笑梅，韩彤妍，朴梅花．新生儿重症监护医学．北京：北京大学医学出版社,2019：271-273,515-518,689-699,720-725.
6. 中华医学会儿科学分会新生儿学组，中国医师协会新生儿科医师分会感染专业委员会．新生儿败血症诊断及治疗专家共识（2019 年版）．中华儿科杂志，2019，57(4)：252-257.
7. Javier Estañ-Capell, Beatriz Alarcón-Torres, José D. Bermúdez.Effect of a surveillance system for decreasing neonatal nosocomial infections. Early Human Development，2019,131:36-40.

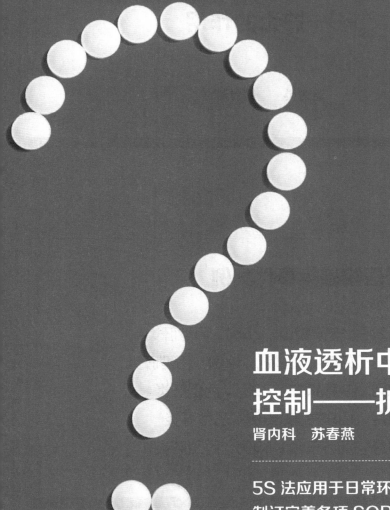

血液透析中心的感染控制——护士的作用

肾内科　苏春燕

5S 法应用于日常环境清洁和消毒管理
制订完善各项 SOP，规范操作
全面质量管理：人人参与

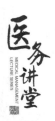

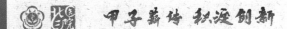

血液透析中心的感染控制
——护士的作用

肾内科   苏春燕

血透医院感染事件案例

* 2009年12月，安徽霍山，28例，丙型肝炎
* 2013年，安徽某地市医院，12例，丙型肝炎
* 2016年2月，陕西镇安，26例，丙型肝炎
* 2017年2月，山东青岛，9例，乙型肝炎
* 2019年4月，江苏东台，69例，丙型肝炎

血液透析（血透）中心一直是医院感染管理的关键部门，近年来有多起重大的医院感染事件都与血液透析有关。

事件原因总结

- 领导不重视，缺乏人财物支持
- 医务人员工作松懈、意识不强
- 感染监测缺失，瞒报、漏报
- 防控措施落实不到位、存在隐患
  - 人员防护意识不强
  - 监测不力，未及时发现病例
  - 一次性物品复用
  - 手卫生、清洁、隔离等基础措施执行不到位

总结事件原因包含很多方面，最主要的还是手卫生、清洁、隔离等基础措施执行不到位。

主要内容

- 5S法应用于日常环境清洁和消毒管理
  - 5S——整理、整顿、清扫、清洁、素养
- 制定完善各项标准操作规程（SOP），规范操作
- 全面质量管理，人人参与，人人都是感控实践者

本部分主要内容分为三个方面。

一、5S 法应用于日常环境清洁和消毒管理。

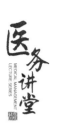

5s之整理（seiri）

区分要与不要的物品，现场只保留必需的物品

- 布局合理、分区明确、标识清楚、符合功能
- 流程合理和清洁污染区分开
- 功能区域分布

 清洁区：
医务人员办公区、生活区；水处理间；清洁库房（干湿物品分开）；治疗室

 潜在感染风险区：
候诊室；接诊区；透析治疗区；置管室

污染区：
污物处理室；洁具间

5S 之整理。

 库房、水处理间：清洁区，日常上锁

水处理系统每三个月消毒一次，每月进行细菌培养，每三个月内进行毒素检测

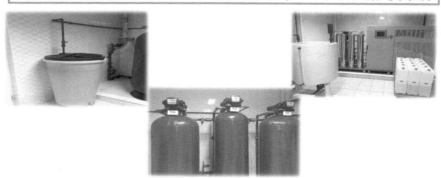

库房和水处理间属于清洁区，也是血液透析室安全的重点场所，日常需上锁，专人管理。

治疗室：清洁区

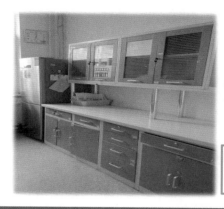

配置肝素、药品

放置消毒物品 ⇄ 药品存放

➤治疗车、烤灯、换药车等不准推入治疗室
➤用于患者的废弃物不回清洁区
➤治疗室内不设污染医疗废物桶

治疗室，也称治疗准备室，属于清洁区。

接诊区：潜在感染风险

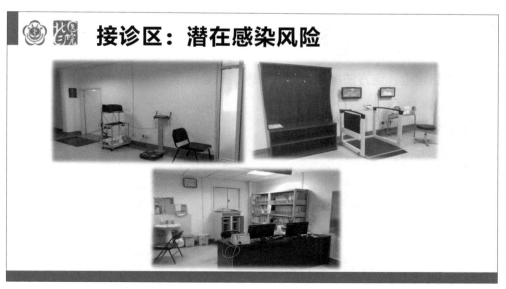

接诊区为潜在感染风险区。

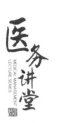

透析治疗区：分区、清场管理

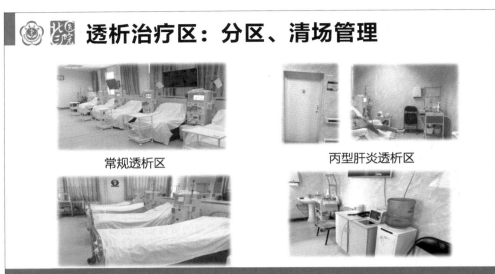

常规透析区　　　　　　　丙型肝炎透析区

透析治疗区也属于潜在感染风险区。注意：肝炎阳性透析区均要为独立的分隔区域。

5s之整顿（seiton）

必需品定位、定方法摆放，整齐有序，明确标示

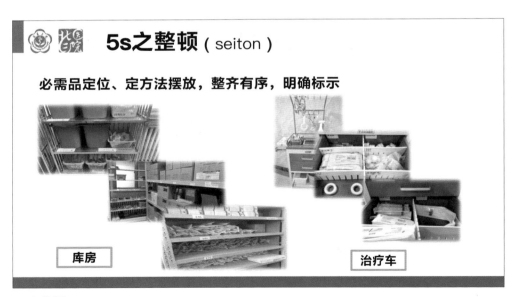

库房　　　　　　　　治疗车

5S 之整顿。

5s之清扫（seiso）

清除"脏污"，保持现场干净、明亮

墙面、门窗

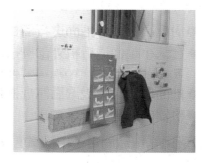

- 定期清水擦洗
- 抹布分区使用
  - 病区：桔色
  - 工作区：蓝色
  - 厕所：红色

5S 之清扫。

地面的清洁和消毒

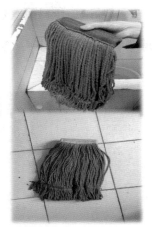

- 通道入口设有除尘地垫
- 地面湿式清扫
  - **5次/天**，500mg/L有效氯擦拭
  - 拖头，集中清洗消毒
  - 拖布分区：病区：白色
    - 工作区：蓝色
    - 厕所：绿色

地面须湿式清扫，每天 5 次，注意拖布分区使用，不能混用。

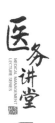

物品及设施消毒

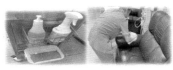

- 上机后季铵盐喷雾消毒机器显示屏
- 透析结束，治疗区清场

　◆治疗区物表及地面进行擦拭消毒

　◆含氯小毛巾透析机外部擦拭消毒

　　●血液污染，季铵盐喷雾消毒血迹，再常规擦拭

　◆地面血迹应先吸湿后常规擦拭

　◆机器内部管路进行消毒

- 每班用季铵盐消毒纸巾擦拭医用平板电脑（PAD），充电备用

与机器相关的清洁、消毒操作由护士完成，床单位的更换及擦拭由保洁人员完成。

5s之清洁（seiketsu）

- 将**整理、整顿、清扫**做法制度化、规范化，维持其成果

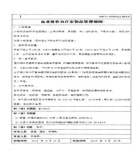
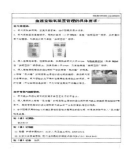

5S之清洁。制定相关工作流程，指导日常工作实践。

机器擦拭规范

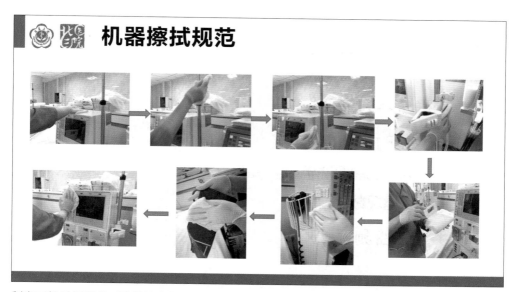

制定下机后机器表面擦拭消毒的具体规范和要求。

透析工作人员职业防护

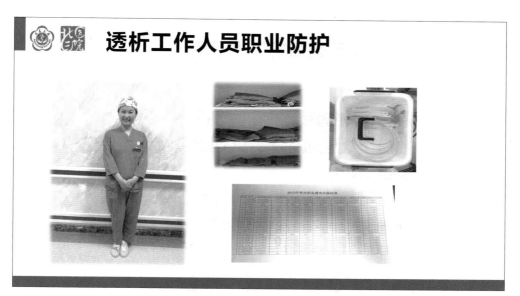

清洁也包括医务人员的清洁。工作服应每日更换；上下机可能出现喷溅的环节中应佩戴面屏。
每年为医务人员检查感染八项，确保安全。

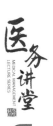
手卫生要求

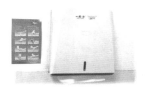

- 正确洗手方法
- 手卫生时机
  - 什么情况需要洗手或手消毒
  - 什么情况戴手套

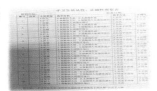

- 手卫生监测表

要求医务人员严格按照时机及时进行手卫生；定期现场监测，不断提高手卫生依从性。

什么情况下戴手套？

- 内瘘穿刺
- 接触可能被污染的物体表面
- 抽血、处理血标本、处理插管及通路部位
- 擦拭透析机
- 进行深静脉插管、静脉穿刺、处理伤口
- 处理医疗污物或医疗废物
- 手部皮肤破损时

明确血液透析操作过程中佩戴手套的具体环节，注意脱手套后要及时进行手卫生。

5s之素养（shitsuke）

· 人人按章操作、依规行事，养成良好的习惯

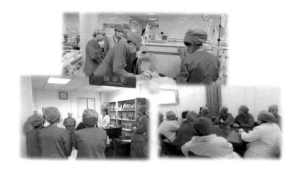

保洁员监管

5S 之素养。包括医务人员和保洁员的监督和管理，使之养成良好的习惯。

第二讲
首诊负责制

第三讲
感染防控 三线不逾

第四讲
实战用血

第五讲
聚焦危急值

主要内容之二

· 制订完善各项SOP，规范操作

二、制订完善各项 SOP，规范操作。

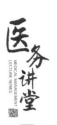

制订各项操作的SOP，并及时修订

基于循证，使各项操作有章可循

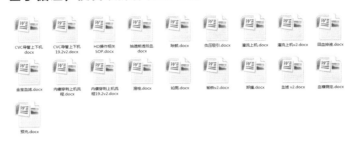

在护理部倡导下，基于循证制订各项操作的SOP，使各项操作有章可循。

血液透析治疗护理包

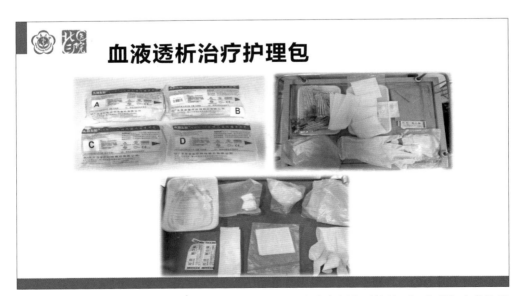

申请血液透析治疗护理包，不同型号的护理包（针对内瘘穿刺和导管护理）中所包含的物品不同，方便护士规范操作。

规范上下机操作流程

- **规范血液透析护理制度和规范化上下机操作流程**
  - 规范血液透析护士行为，试行绩效考核
  - 全面推行膜内外排液技术，减少透析废液环境污染

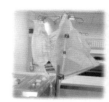

制定规范的上下机操作流程，并与绩效考核挂钩。

规范导管护理操作流程

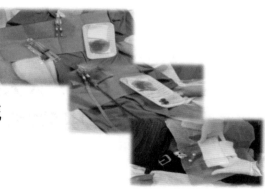

- 全面使用导管护理包

- 提高手卫生依从性

- 制定规范导管上下机流程并全员培训考核

制定规范的导管护理操作流程。

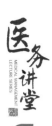

改进的关键环节

- 颈部导管护理过程中护患双方均戴口罩
- 上下机时两个导管口分别用独立的注射器抽取回血/封管
- 上下机严格消毒后连接管路/肝素帽
- 透析过程中碘伏纱布包裹接口部分
- 下机后以无菌纱布包裹、妥善固定

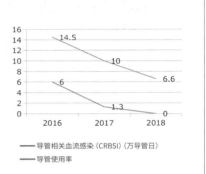

—— 导管相关血流感染（CRBSI）（万导管日）
—— 导管使用率

经过持续改进，血液透析患者导管相关血流感染率明显下降。

主要内容之三

- **全面质量管理：人人参与
人人都是感控实践者**

三、全面质量管理：人人参与。人人都是感控实践者。

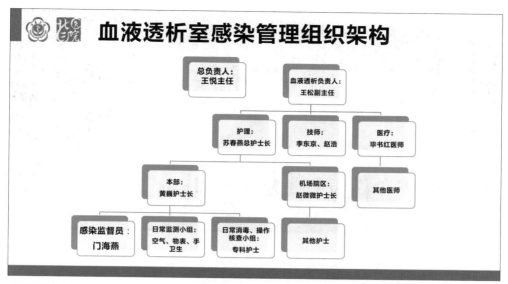

血液透析室从上到下都非常重视院感防控工作。医疗副主任负责血液透析室医疗质量管理。医生、护理人员、技师都是感控实践者。科室设置感染监督员、日常监测小组，以及日常消毒、操作核查小组，并制订核查表格进行核查，保障医护人员对各项规范操作的依从性。

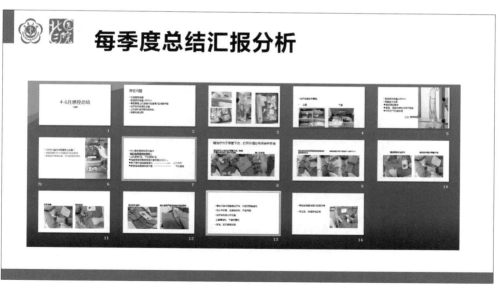

每个季度进行院感相关总结汇报，不断改进工作。

第一讲
会诊那些事儿

第二讲
首诊负责制

第三讲
感染防控 三线不逾

第四讲
实战用血

第五讲
聚焦危急值

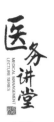

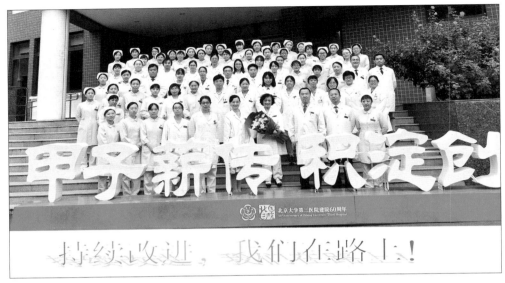

持续改进，我们在路上！

在质量管理的道路上，我们持续改进，不断完善。

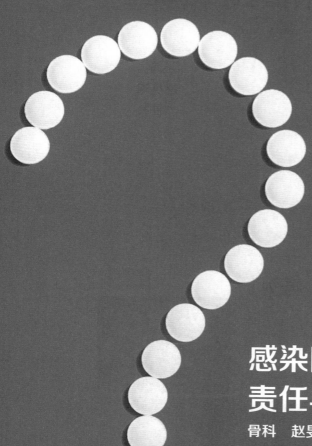

感染防控中外科医生的责任与担当

骨科　赵旻暐

感染是每个外科医生都无法忽视的问题
手术部位感染的定义
背景介绍
面对感染我们如何做？

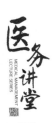

北医三院医务讲堂

感染防控中外科医生的责任与担当

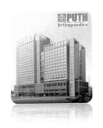

赵旻暐

骨科

病例1

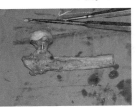

- 女性，20 岁
- 病理性股骨颈骨折

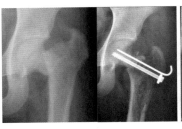
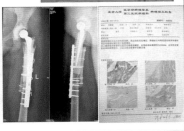

图示患者为 20 岁女性，股骨颈病理性骨折，术后骨折不愈合。

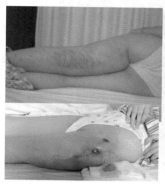
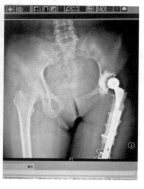

病例1

- 术后1年，下肢肿胀，伴窦道形成

术后1年，腿部大范围肿胀，可见窦道。最终因感染范围广泛、难以控制，查房讨论后行半骨盆肢体离断术。

病例2

- 男性，64岁
- 骨巨细胞瘤
- 术后持续存在10年感染
- 最终截肢

图例为一位64岁骨肿瘤患者，采用肿瘤假体行全股骨置换，术后感染，持续存在窦道10年，最终行半骨盆离断术。

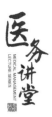
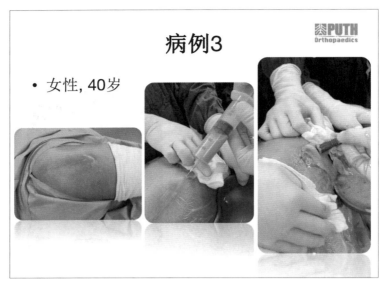

图例为一个 40 岁女性患者，右髋置换术后 2 年，2 周前感到牙疼后出现发热伴关节肿痛，术中切开引流出大量脓液。

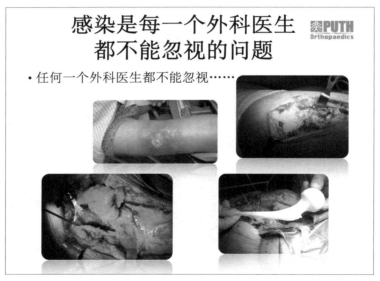

感染，是每一个外科医生都不能忽视的问题。

手术部位感染的定义

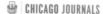

- 手术部位感染（SSI）
  - 长期混淆
  - 1992年被明确
    - 没有内植物, <30 天
    - 有内植物或发生在手术部位, < 1 年

Strategies to Prevent Surgical Site Infections in Acute Care Hospitals: 2014 Update
Author(s): Deverick J. Anderson, MD, MPH; Kelly Podgorny, DNP, MS, RN; Sandra I. Berríos-
Torres, MD; Dale W. Bratzler, DO, MPH; E. Patchen Dellinger, MD; Linda Greene, RN, MPS,
CIC; Ann-Christine Nyquist, MD, MSPH; Lisa Saiman, MD, MPH; Deborah S. Yokoe, MD, MPH;
Lisa L. Maragakis, MD, MPH; Keith S. Kaye, MD, MPH
Source: Infection Control and Hospital Epidemiology, Vol. 35, No. 6 (June 2014), pp. 605-627
Published by: The University of Chicago Press on behalf of The Society for Healthcare Epidemiology
of America
Stable URL: http://www.jstor.org/stable/10.1086/676022
Accessed: 10/06/2014 23:06

手术部位感染（SSI）的定义。

以骨科为例，有植入物、术后1年内发生的，都可以归入此范围内。

背景介绍

- SSI 很常见
  - 术后发生率2%~5%
  - 美国每年发生约 *160,000~300,000* 例
  - 花费高昂

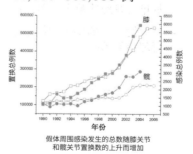

假体周围感染发生的总数随膝关节和髋关节置换数的上升而增加

感染的背景介绍：发生率、导致的医疗消耗。

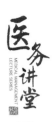

背景介绍

- 治疗花费（次均）
  - 60 000-75 000 美元 美国（2000年）
  - 50 000 欧元 德国（2003年）
  - 75 000 欧元 英国（2003年）

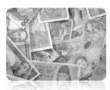

感染的背景介绍：造成各国高额的医疗费用。很多医疗纠纷也与感染相关。

背景介绍

- 大约增加 7~11 天住院日
- 治疗感染的花费，同致病菌和手术类型有关。
  - 每年总花费约数十亿美元；
  - 有大约60%的手术部位感染可通过标准的管理措施预防。

有接近 60% 的手术部位感染是可以通过采用标准流程管理来预防和避免的。

面对感染我们如何做？

- 更新知识
    - —— 诊断方面
    - —— 治疗方面

- 组建感染预防团队

外科医生如何预防感染：更新知识、团队协作。

诊断

- **两类主要方法**

    - 寻找病原菌

        □ 如培养或PCR

    - **观察宿主反应**

        □ 如：ESR、CRP

        □ 关节穿刺

一、知识更新

更新知识从诊断开始：①找到致病菌；②观察宿主的临床反应 [通过检查红细胞沉降率（ESR）、C 反应蛋白（CRP）等]。

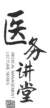

美国诊断标准

COPYRIGHT © 2011 BY THE JOURNAL OF BONE AND JOINT SURGERY, INCORPORATED

AAOS
AMERICAN ACADEMY OF
ORTHOPAEDIC SURGEONS

AMERICAN ACADEMY OF ORTHOPAEDIC SURGEONS
CLINICAL PRACTICE GUIDELINE ON

The Diagnosis of Periprosthetic Joint
Infections of the Hip and Knee

Craig Della Valle, MD
Javad Parvizi, MD
Thomas W. Bauer, MD, PhD
Paul E. DiCesare, MD
Richard Parker Evans, MD
John Segreti, MD
Mark Spangehl, MD

William C. Watters III, MD
Michael Keith, MD
Charles M. Turkelson, PhD
Janet L. Wies, MPH
Patrick Sluka, MPH
Kristin Hitchcock, MSI

Definition of Periprosthetic Joint Infection

Based on the proposed criteria, definite PJI exists when:

(1) There is a sinus tract communicating with the prosthesis; or

(2) A pathogen is isolated by culture from at least two separate tissue or fluid samples obtained from the affected prosthetic joint; or

(3) Four of the following six criteria exist:

(a) Elevated serum erythrocyte sedimentation rate (ESR) and serum C-reactive protein (CRP) concentration,

(b) Elevated synovial leukocyte count,

(c) Elevated synovial neutrophil percentage (PMN%),

(d) Presence of purulence in the affected joint,

(e) Isolation of a microorganism in one culture of periprosthetic tissue or fluid, or

(f) Greater than five neutrophils per high-power field in five high-power fields observed from histologic analysis of periprosthetic tissue at ×400 magnification.

美国骨科医师协会也推荐这样做。

诊断

- 滑液中的生物学标志物
  - 炎症细胞因子：白介素-1(IL-1)、IL-6、肿瘤坏死因子-α(TNF-α)、干扰素-γ

  - 杀菌白细胞酶：白细胞酯酶(LE)、Lactoferrin（乳铁传递蛋白）

  - 血管再生因子：血管内皮细胞生长因子

  - 杀菌蛋白：α-防御素，LL-37

实验室检测方面，目前已经有了新的方法：一些生物标志物可以协助诊断，如白细胞酯酶、α-防御素。

白细胞酯酶

J Bone Joint Surg Am. 2011 Dec 21;93(24):2242-8. doi: 10.2106/JBJS.J.01413.

Diagnosis of periprosthetic joint infection: the utility of a simple yet unappreciated enzyme.

Parvizi J[1], Jacovides C, Antoci V, Ghanem E.

Author information

1   Rothman Institute of Orthopedics at Thomas Jefferson University Hospital, Philadelphia, PA 19107, USA. research@rothmaninstitute.com

- 收集简单
- 快速检测

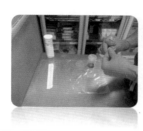
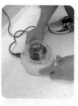
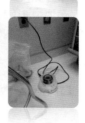

图为快速检验试纸，类似妊娠试纸的用法，能够在术中为感染提供快速的初步诊断。

α-防御素

J Bone Joint Surg Am. 2014 Sep 3;96(17):1439-45. doi: 10.2106/JBJS.M.01316.

Combined measurement of synovial fluid α-Defensin and C-reactive protein levels: highly accurate for diagnosing periprosthetic joint infection.

Deirmengian C[1], Kardos K[2], Kilmartin P[2], Cameron A[2], Schiller K[2], Parvizi J[1].

- 关节滑液的防御素同血清C反应蛋白联合诊断感染，可获得高达97%的灵敏度和100%的准确性
  - 单独使用，其灵敏度和特异度分别为97%和96%

Clin Orthop Relat Res (2015) 473:2229–2235
DOI 10.1007/s11999-015-4152-x

Clinical Orthopaedics and Related Research

SYMPOSIUM: 2014 MUSCULOSKELETAL INFECTION SOCIETY

The Alpha-defensin Test for Periprosthetic Joint Infection Responds to a Wide Spectrum of Organisms

Carl Deirmengian MD, Keith Kardos PhD, Patrick Kilmartin MS, Simmi Gulati MS, Patrick Citrano BS, Robert E. Booth Jr MD

Clin Orthop Relat Res (2014) 472:3254–3262
DOI 10.1007/s11999-014-3543-8

Clinical Orthopaedics and Related Research

SYMPOSIUM: 2013 MUSCULOSKELETAL INFECTION SOCIETY

Diagnosing Periprosthetic Joint Infection
Has the Era of the Biomarker Arrived?

Carl Deirmengian MD, Keith Kardos PhD, Patrick Kilmartin, Alexander Cameron, Kevin Schiller, Javad Parvizi MD

骨科权威杂志中对蛋白标志物，如α-防御素应用于感染诊断的评价是非常高的。

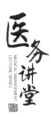

General Orthopaedics

EOR | VOLUME 1 | JULY 2016
DOI: 10.1302/2058-5241.1.160019
www.efort.org/openreviews

EFORT open reviews

The role of biomarkers in the diagnosis of periprosthetic joint infection

AliSina Shahi
Javad Parvizi

There is emerging evidence that a host with an infected joint is likely to mount a primitive, but specific, innate immune response to the pathogens in the infected joint.[10-14]

■Parvizi 教授. 2017

2017 年，Parvizi 教授发表文章，分析了生物学标志物在假体周围感染诊断中的灵敏度和准确性。

新型监测指标

E

Table 1. Evaluation of promising synovial fluid biomarkers for the diagnosis of periprosthetic joint infection

Biomarker	AUC	Cut-off	Specificity (%)	95% CI (%)	Sensitivity (%)	95% CI (%)
α-Defensin	1.000	4.8 µg/mL	100	95–100	100	88–100
ELA-2	1.000	2.0 µg/mL	100	95–100	100	88–100
BPI	1.000	2.2 µg/mL	100	95–100	100	88–100
NGAL	1.000	2.2 µg/mL	100	95–100	100	88–100
Lactoferrin	1.000	7.5 µg/mL	100	95–100	100	88–100
IL-8	0.992	6.5 ng/mL	95	87–99	100	87–100
SF CRP	0.987	12.2 mg/L	97	90–100	90	73–98
Resistin	0.983	340 ng/mL	100	95–100	97	82–99
Thrombospondin	0.974	1061 ng/mL	97	90–100	90	73–98
IL-1β	0.966	3.1 pg/mL	95	87–99	96	82–100
IL-6	0.950	2.3 ng/mL	97	89–100	89	71–98
IL-10	0.930	32.0 pg/mL	89	79–96	89	72–98
IL-1α	0.922	4.0 pg/mL	91	81–97	82	63–94
IL-17	0.892	3.1 pg/mL	99	92–100	82	63–94
G-CSF	0.859	15.4 pg/mL	92	82–97	82	62–94
VEGF	0.850	2.3 ng/mL	77	65–87	75	55–89

AUC = area under the curve; α-defensin = human α-defensin 1-3; ELA-2 = neutrophil elastase 2; BPI = bactericidal/permeability-increasing protein; NGAL = neutrophil gelatinase-associated lipocalin; SF = synovial fluid; CRP = C-reactive protein; G-CSF = granulocyte colony-stimulating factor; VEGF = vascular endothelial growth factor.

因此很多专家已将新的诊疗方法增加入诊疗指南中。

结论

- The role of serum erythrocyte sedimentation rate (ESR) and C-reactive protein (CRP) as the first line for evaluating a patient with periprosthetic joint infection (PJI) has been debunked. **我们已生活在分子生物标志物的时代**
- We are living in the era of biomarkers for the diagnosis of PJI, and to that effect, several biomarkers have been introduced such as synovial fluid alpha defensin and leukocyte esterase.
- The synovial fluid leukocyte esterase test has a low cost, is accessible, and has provided promising results for diagnosing PJI. 白细胞酯酶监测成本低，简单易行，同时有较好的可靠性
- There is an urgent need for an accurate and reliable serum biomarker for diagnosing patients with PJI. **利用血清分子生物标志物准确诊断人工关节假体周围感染，有很大的临床需求**

外科感染诊断已经进入了一个分子生物学时代，也许未来我们不会再过度依赖 ESR 或 CRP 的结果，而是会参考α-防御素等指标。

探测病原菌

- **治疗用抗菌药物前**
  - 送检感染部位标本

- **优化传统方法**
  - 剪碎+研磨
  - 培养基选择
  - 培养时间

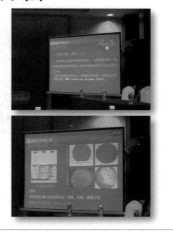

关于致病菌的寻找，目前获得病原学证据仍存在很多现实困难。

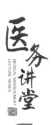
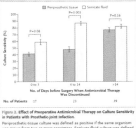

探测病原菌

人工关节感染临床微生物培养阳性率：
50%~60%左右（美国梅奥中心）

美国最好的医学中心微生物培养阳性率也仅仅为 50%~60%。

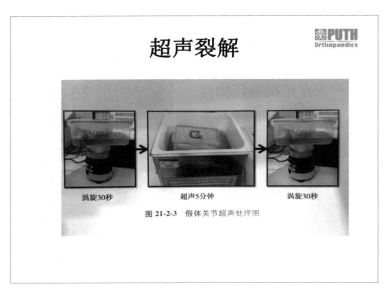

图 21-2-3 假体关节超声处理图

新技术的应用可以改善情况。
Sonication（超声裂解）—— 取下的关节液或关节假体放到超声仪中震荡，生物膜被震碎后游离的细菌增多，培养阳性率即增高。

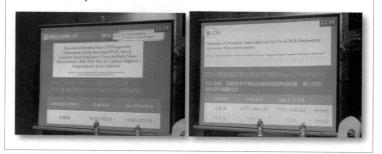

PCR

- 2012年，《骨与关节外科杂志》（JBJS）
- 2014年，梅奥中心 (超声裂解联合PCR，提高诊断率)

著名的美国梅奥中心利用 Sonication 和 PCR 两种方式显著提高了培养阳性率。

相关文章于 2014 年发表，距今已经 6 年，我们的知识也应及时更新。

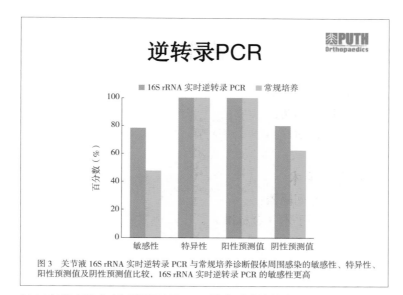

图3　关节液 16S rRNA 实时逆转录 PCR 与常规培养诊断假体周围感染的敏感性、特异性、阳性预测值及阴性预测值比较，16S rRNA 实时逆转录 PCR 的敏感性更高

2016 年发表的文章证明逆转录 PCR 技术对感染的诊断也有帮助。

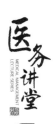

NGS

－ 二代基因测序技术

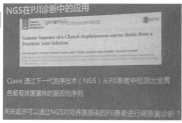

The NEW ENGLAND JOURNAL of MEDICINE

BRIEF REPORT

Actionable Diagnosis of Neuroleptospirosis by Next-Generation Sequencing

Michael R. Wilson, M.D., Samia N. Naccache, Ph.D., Erik Samayoa, B.S., C.L.S., Mark Biagtan, M.D., Hiba Bashir, M.D., Guixia Yu, B.S., Shahriar M. Salamat, M.D., Ph.D., Sneha Somasekar, B.S., Scot Federman, B.A., Steve Miller, M.D., Ph.D., Robert Sokolic, M.D., Elizabeth Garabedian, R.N., M.S.L.S., Fabio Candotti, M.D., Rebecca H. Buckley, M.D., Kurt D. Reed, M.D., Teresa L. Meyer, R.N., M.S., Christine M. Seroogy, M.D., Renee Galloway, M.P.H., Sheryl L. Henderson, M.D., Ph.D., James E. Gern, M.D., Joseph L. DeRisi, Ph.D., and Charles Y. Chiu, M.D., Ph.D.

发表于新英格兰杂志的文章显示，高通量测序技术在感染诊断方面也颇有进展。

治疗

- 抗生素
  - 感染预防；
  - 感染治疗。

- 清创手术
  - 动态间隔器；
  - 二期手术（金标准）。

诊断之后，面临的是治疗方面的问题。下面介绍一下预防性使用抗菌药物。

我国政策

国卫办医发〔2015〕43 号附件

抗菌药物临床应用指导原则
（2015 年版）

《抗菌药物临床应用管理办法》（卫生部令第84号）

第84号

《抗菌药物临床应用管理办法》已于2012年2月13日经卫生部部务会议审议通过，现予公布，自2012年8月1日起施行。

部 长 陈 竺

二〇一二年四月二十四日

一、以严格控制 I 类切口手术预防用药为重点，进一步加强围术期抗菌药物预防性应用的管理

医疗机构要严格按照《抗菌药物临床应用指导原则》中围术期抗菌药物预防性应用的有关规定，加强围术期抗菌药物预防性应用的管理，改变过度依赖抗菌药物预防手术感染的状况。对具有预防使用抗菌药物指征的，参照《常见手术预防用抗菌药物表》（见附件）选用抗菌药物。也可以根据临床实际需要，合理使用其他抗菌药物。

医疗机构要重点加强 I 类切口手术预防使用抗菌药物的管理和控制。I 类切口手术一般不预防使用抗菌药物，确需使用时，要严格掌握适应证、药物选择、用药起始与持续时间。给药方法要按照《抗菌药物临床应用指导原则》有关规定，术前 0.5~2 小时内，或麻醉开始时首次给药；手术时间超过 3 小时或失血量大于 1500ml，术中可给予第二剂；总预防用药时间一般不超过 24 小时，个别情况可延长至 48 小时。

Ⅰ类切口手术预防的政策如图示。

Ⅰ类切口一般不预防性使用抗菌药物，如果使用，需严格掌握适应证、药物选择和给药时间。

给药时机

Ann Surg. 2009 Jul;250(1):10-6. doi: 10.1097/SLA.0b013e3181ad5fca.

Timing of antimicrobial prophylaxis and the risk of surgical site infections: results from the Trial to Reduce Antimicrobial Prophylaxis Errors.

Steinberg JP[1], Braun BI, Hellinger WC, Kusek L, Bozikis MR, Bush AJ, Dellinger EP, Burke JP, Simmons B, Kritchevsky SB; Trial to Reduce Antimicrobial Prophylaxis Errors (TRAPE) Study Group.

⊟ Collaborators (65)

Adams J, Arnold F, Baranowsky D, Barron M, Boersma B, Cabinian A, Camico R, Chambers M, Cicogna C, Cooper J, Cowan R, Craig D, Cutrona A, Dumyati G, Gaber J, Gillespie W, Greene L, Hahlen H, Hausrath S, Hellinger W, Houston D, Kalish SB, Keegan JM, Koll B, LaJoice J, Lancaster J, Lee J, Marchione M, Martin CA, Matrician L, McCormick MI, McCraken E, Melton K, Mermel L, Mora P, Morchel G, Newell P, Nichlas J, Parenteau S, Parry MF, Patel R, Patton J, Pegg S, Pinell M, Ribner B, Rifkin G, Riley L, Robinson E Jr, Rogers N, Ross D, Salas S, Salata RA, Salemi C, Schenfeld L, Schlimm A, Schuler M, Siegel M, Simmons B, Steinberg J, Stowasser T, Venglarick J, Weinstein R, Wisniewski M, Woeltje K, Zuckerman C.

- 2009年, 29 家医院
- 涉及膝髋关节置换/择期心脏手术等合计4472个病例
- 不同的给药时机，术后感染率存在差别
  - 切皮前30分钟内给药，感染率为 1.6%
  - 切皮前31~60分钟给药，感染率上升至2.4%
    (OR: 1.74; 95% CI, 0.98~3.04)

文献指出，在 4000 多个不同的病例中如果在切皮前 30 分钟给予抗生素，感染率为 1.6%，超过 30 分钟感染率就上升至 2.4%。因此给药时间对感染发生的影响很大。

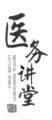

骨科预防用药

常见手术预防用抗菌药物表

手术名称	抗菌药物选择
泌尿外科手术	第一、二代头孢菌素，环丙沙星
一般骨科手术	第一代头孢菌素
应用人工植入物的骨科手术（骨折内固定术、脊柱融合术、关节置换术）	第一、二代头孢菌素，头孢曲松

骨科常用的预防用抗菌药物。

抗菌药物过敏

- 不可靠的过敏史
- 过敏
  ⬇
- 青霉素
  ⬇
- 头孢类交叉过敏？
  仅5%~20%

THE JOURNAL OF
Allergy and Clinical
Immunology

False-positive penicillin immunoassay: An unnoticed
common problem

**Penicillin allergy might not be very common in
subjects with cephalosporin allergy**

To the Editor:
   One of the primary findings of the recent article by Romano
et al[1]—that 25 of 98 patients with documented cephalosporin
allergy determined by means of skin testing have clinically signif-

存在的问题：抗菌药物过敏。

有些患者并不清楚自己真实的过敏史，误以为存在青霉素过敏即为头孢类药物过敏，青霉素与头孢类的交叉过敏反应仅为5%~20%，即可能把大量头孢不过敏的患者误判为头孢过敏。

替代药物

- 克林霉素
  - 效能较低
- 万古霉素/替考拉宁
  - 73%与会者(2013年 PJI全球共识)认可
  - 万古霉素
    - 使用不方便
    - 并发症发生率高
    - 半衰期短

Journal of Antimicrobial Chemotherapy (1996) 37, 209–222

Review

The comparative efficacy and safety of teicoplanin and vancomycin

Martin J. Wood

Department of Infection and Tropical Medicine, Birmingham Heartlands Hospital, Birmingham B9 5ST, UK

常用的替代抗生素为万古霉素。

D.W. Bratzler and P.M. Houck / The American Journal of Surgery 189 (2005) 395–404

Table 2
Suggested initial dose and time to redosing for antimicrobials commonly used for surgical prophylaxis [88–90]

Antimicrobial	Half-life normal renal function (h)	Half-life end-stage renal disease (h)	Recommended infusion time (min)	Standard intravenous dose (g)	Weight-based dose recommendation* (mg)	Recommended redosing interval† (h)
Aztreonam	1.5–2	6	3–5‡	1–2	Maximum 2 g (adults)	3–5
Ciprofloxacin	3.5–5	5–9	60	400 mg	400 mg	4–10
Cefazolin	1.2–2.5	40–70	3–5‡ 15–60§	1–2	20–30 mg/kg 1 g < 80 kg 2 g ≥ 80 kg 2 g ≥ 80 kg	2–5
Cefuroxime	1–2	15–22	3–5‡ 15–60§	1.5	50 mg/kg	3–4
Cefamandole	0.5–2.1	12.3–18‖	3–5‡ 15–60§	1		3–4
Cefoxitin	0.5–1.1	6.5–23	3–5‡ 15–60§	1–2	20–40 mg/kg	3–6
Cefotetan	2.8–4.6	13–25	3–5‡ 20–60§	1–2	20–40 mg/kg	3–6
Clindamycin	2–5.1	3.5–5.0¶	10–60 (Do not exceed 30 mg/min)	600–900 mg	<10 kg: at least 37.5 mg ≥10 kg: 3–6 mg/kg	3–6
Erythromycin base	0.8–3	5–6	NA	1 g orally 19, 18, 9 h before surgery	9–13 mg/kg	NA
Gentamicin	2–3	50–70	30–60	1.5 mg/kg#	See footnote#	3–6
Neomycin	2–3 hours (3% absorbed under normal gastrointestinal conditions)	12–≥24	NA	1 gm orally 19, 18, 9 h before surgery	20 mg/kg	NA
Metronidazole	6–14	7–21 no change	30–60	0.5–1	15 mg/kg (adult) 7.5 mg/kg on subsequent doses	6–8
Vancomycin	4–6	44.1–406.4 (Cl$_{cr}$ <10 mL/min)	1 g ≥60 min (use longer infusion time if dose <1 g)	1.0	10–15 mg/kg (adult)	6–12

DW = dosing weight; IBW = ideal body weight; NA = not applicable.
* Weight-based doses are primarily from published pediatric recommendations.
† For procedures of long duration, antimicrobials should be redosed at intervals of 1 to 2 times the half-life of the drug. The intervals in the table were calculated for patients with normal renal function.
‡ Dose injected directly into vein or running intravenous fluids.
§ Intermittent intravenous infusion.
‖ In patients with a serum creatinine 5 to 9 mg/dL.
¶ The half-life of clindamycin is the same or slightly increased in patients with end-stage renal disease compared with patients with normal renal function.
# If the patient's weight is 30% above their ideal body weight, dosing weight can be determined as follows: DW = IBW + 0.4 (total body weight-IBW).

但1g万古霉素在手术前给药时间要超过1小时，快速给药容易引起肾损害等很多副作用。但根据目前的手术安排，无法实际做到等待1小时以输入万古霉素。

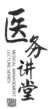
耐万古霉素的肠球菌（VRE）

- 耐万古霉素的肠球菌
  - 同世界范围内万古霉素使用量增加相关
- 国立预防感染机构数据
  - 从1989年至1997年，使用量上升

    0.4% ➡ 23.2%（ICU）

    0.3% ➡ 15.4%（非ICU）
- 全美使用万古霉素总重量
  - 7,600 kg（1989年）➡ 11,200 kg（1996年）

⁂PUTH
Orthopaedics

Gans et al. Patient Safety in Surgery (2017) 11:2
DOI 10.1186/s13037-016-0118-5

Patient Safety in Surgery

RESEARCH   **Open Access**

Current practice of antibiotic prophylaxis for surgical fixation of closed long bone fractures: a survey of 297 members of the Orthopaedic Trauma Association

Itai Gans[1], Amit Jain[1], Norachart Sirisreetreerux[1], Elliott R. Haut[2] and Erik A. Hasenboehler[1]

- **59%** 的医生使用多组抗生素方案，**39%** 使用单组，另有 **2%** 会根据患者情况进行调整。
- 36% 医生表示熟悉CDC 的治疗方案。
- 仅 44% 的医生会遵守CDC 的用药建议。

文章为美国的一个骨科协会调查了将近 300 个骨科医生是否认可美国疾病控制与预防中心（CDC）下发的抗菌药物预防指南。36% 的医生反馈不清楚指南如何使用，仅 44% 的医生表示会遵照指南。我国没有做过相关调查，但实际情况未必会比美国好。因此抗菌药物合理使用需要循证医学证据及与临床的深入沟通。

面对感染我们如何做？

PUTH
Orthopaedics

- 更新知识
    - 诊断
    - 治疗

- 组建专业预防感染的团队

二、团队协作

人工关节假体周围感染 (PJI) 全球共识

PUTH
Orthopaedics

- 2013年于美国费城召开
- 300余名与会专家
- 207 个议题
- 仅一个话题获得了100%支持

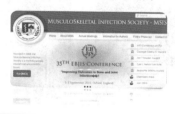

2013 年在美国费城召开的感染相关国际会议中，共 300 多个国家参与讨论了 207 个议题，只有一个议题是全体与会者一致通过认可的。

155

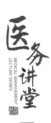

手术室人流控制

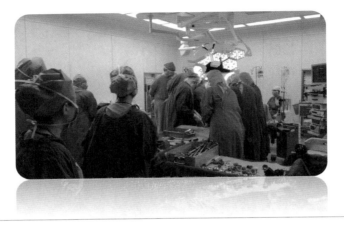

这一唯一全体与会者一致认可的议题就是一定要控制手术室的人员。

手术室管理

- 德国图宾根，2018年（笔者参观）

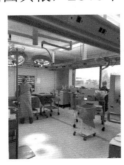 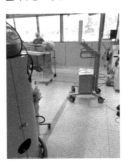

图为2018年在德国，参观人员被限制在固定的区域内（地板上实线标识），不得靠近手术床。

手术室管控

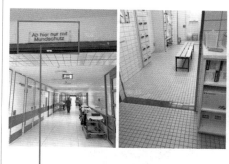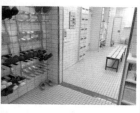

注：穿过此门后必须佩戴口罩

手术室也有明确的标识（左图上）：穿过此门后，必须佩戴口罩。

手术室管控

· 手术室人员是细菌负荷及细菌颗粒释放的主要来源

Predicting bacterial populations based on airborne particulates: A study performed in nonlaminar flow operating rooms during joint arthroplasty surgery

Gregory W. Stocks, MD,[a] Sean D. Self,[b] Brandon Thompson,[a] Xavier A. Adame,[c] and Daniel P. O'Connor, PhD[d]
Houston, Texas

因为所有手术室人员都是细菌负荷及细菌颗粒释放的主要来源。

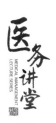
手术室层流

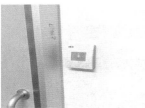

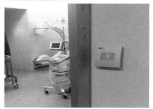

- 人员活动与细菌沉降到无菌区域有直接关系
- 开门次数
  - 初次置换 0.65次/分
  - 翻修手术 0.84次/分
- 多次开门导致压力梯度降低，需要更多的空气通过垂直层流（LAF）系统泵送，高效微粒空气（HIPA）过滤器被消耗得更快

手术期间，多次开门导致压力梯度降低，上方正压装置启动工作，会将空气输送到裸露的伤口上，如果过滤网失效，开放的伤口中就会被吹入细菌，增加感染风险。

吸引器

培养出细菌率：
- 手术时间少于1小时，9.1%
- 超过1小时，上升至66.7%

吸引器使用超过1小时，吸引器尖端培养阳性率明显增高。

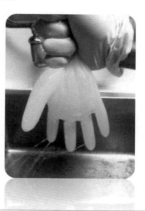

手套

The Journal of Arthroplasty Vol. 27 No. 7 2012

A Prospective Analysis of Glove Perforation
in Primary and Revision Total Hip and
Total Knee Arthroplasty

Aaron H. Carter, MD, David S. Casper, BS,
Javad Parvizi, MD, FRCS, and Matthew S. Austin, MD

- 外层手套破损率
  - 初次置换手术 3.7%
  - 翻修手术 8.3%
- 平均破损时间 90分钟
- 污染率12%~14%

手套破损情况，以及随之而来的感染风险。

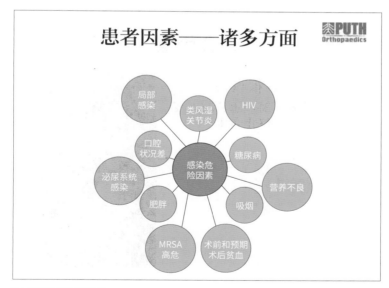

患者因素——诸多方面

对患者情况的评估。

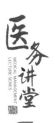
患者因素

- 国人感染高危因素
  - 糖尿病
  - 高龄
  - BMI ≥ 28 kg/m²
  - 酗酒
  - 居住条件差

OPEN ACCESS Freely available online

Risk Factors for Periprosthetic Joint Infection after Total Hip Arthroplasty and Total Knee Arthroplasty in Chinese Patients

Chuanlong Wu, Xinhua Qu, Fengxiang Liu, Huiwu Li, Yuanqing Mao, Zhenan Zhu

Department of Orthopaedics, Shanghai Ninth People's Hospital, Shanghai Jiaotong University School of Medicine, Shanghai, People's Republic of China

Abstract

Purpose: The purpose of this hospital-based case–control study was to evaluate the risk factors for periprosthetic joint infection (PJI) of total hip arthroplasty (THA) and total knee arthroplasty (TKA) in Chinese patients.

Method: From January 2000 to December 2012, 45 patients undergoing THA and TKA who developed PJI were recruited for case subjects; controls were 252 without PJI, matched by year of index for surgery and type of surgery. Conditional logistic regressions were run to compute odds ratios (ORs) and 95% confidence intervals (CIs).

Results: Demographic factors and comorbid conditions associated with an increased adjusted risk of PJI (in decreasing order of significance) were diabetes (OR = 5.47, 95% CI: 1.77–16.97, p = 0.003), age (65–75 vs. 45–65 years) (OR = 3.36, 95% CI: 1.30–8.69, p = 0.013), BMI (≥28 vs. 18.5–28 kg/m²) (OR = 2.77, 95% CI: 1.20–6.40, p = 0.017), place of residence (rural) (OR = 2.63, 95% CI: 1.13–6.10, p = 0.025) and alcohol abuse (OR = 2.95, 95% CI: 1.06–8.23, p = 0.039).

Conclusion: Patients with diabetes, older age, BMI of ≥28 kg/m² and alcohol abuse or living in rural areas, had increased PJI risk. Additional systematic large-scale studies are needed to verify these results.

中国患者的感染危险因素: 糖尿病、高龄、肥胖、酒精滥用等。

患者因素

- 皮肤完整性很重要
  - 右图为术前，患者腹部皮肤烫伤，终止备术

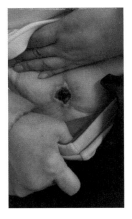

此外还有皮肤屏障。
该患者拟行膝关节置换，遵当地"中医"的建议，以熏香灼烫腹部以治疗腿疾，破坏了天然的皮肤屏障，无法进行手术。

术前准备

- 刮除毛发？

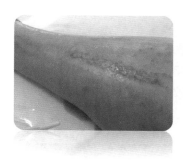

图为术前备皮把患者非常好的皮肤屏障破坏掉了。

术前准备

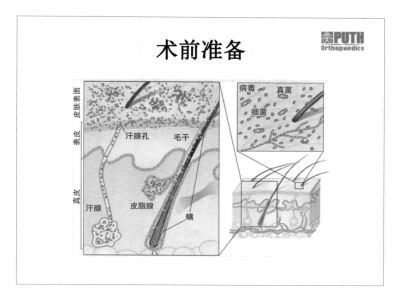

皮肤屏障具有重要作用。

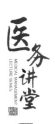
术前准备

刮除毛发对 SSI 发生率的影响

组别	无毛发移除	脱毛	刮除
• 例数	155	153	246
• 感染率	0.6%	0.6%	5.6%

糖尿病与肥胖

- 肥胖；糖尿病，合并术前糖化血红蛋白升高，是膝髋关节置换围术期感染的高危因素（JBJS, 2012）

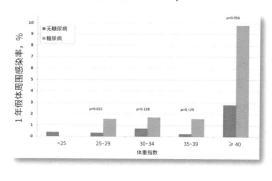

血糖和肥胖的影响。

吸烟

The impact of tobacco use and body mass index on the length of stay in hospital and the risk of post-operative complications among patients undergoing total hip replacement

O. Sadr Azodi,
R. Bellocco,
K. Eriksson,
J. Adami

From Karolinska University Hospital Solna, Stockholm, Sweden

We carried out a retrospective cohort study of 3309 patients undergoing primary total hip replacement to examine the impact of tobacco use and body mass index on the length of stay in hospital and the risk of short term post-operative complications.

Heavy tobacco use was associated with an increased risk of systemic post-operative complications (p = 0.004). Previous and current smokers had a 43% and 56% increased risk of systemic complications, respectively, when compared with non-smokers. In heavy smokers, the risk increased by 121%. A high body mass index was significantly associated with an increased mean length of stay in hospital of between 4.7% and 7%. The risk of systemic complications was increased by 58% in the obese. Smoking and body mass index were not significantly related to the development of local complications.

Greater efforts should be taken to reduce the impact of preventable life style factors, such as smoking and high body mass index, on the post-operative course of total hip replacement.

- 围术期吸烟患者更容易发生手术部位感染。
- 大量吸烟（＞1包/日或25根/日）术后并发症发生率明显升高。

吸烟的影响。

吸烟

CLINICAL RESEARCH STUDY

Smoking Cessation Reduces Postoperative Complications: A Systematic Review and Meta-analysis

Edward Mills, PhD, MSc,[a,b] Oghenowede Eyawo, MPH,[b] Ian Lockhart, DLitt et Phil,[c] Steven Kelly, MSc,[c] Ping Wu, MBBS, MSc,[a] Jon O. Ebbert, MD, MSc[d]

[a]Department of Clinical Epidemiology and Biostatistics, McMaster University, Hamilton, Ontario, Canada; [b]Faculty of Health Sciences, University of Ottawa, Ottawa, Canada; [c]Outcomes Research and Evidence-Based Medicine, Pfizer Ltd, Walton on the Hill, United Kingdom; [d]Mayo School of Medicine, Mayo Clinic, Rochester, Minn.

- 2011年梅奥诊所 —— 6个 RCT及15个观察性研究
- 术前戒烟减少伤口并发症发生

  （RR=0.73,95% CI=0.61~0.87）

- 即使术前4~6周戒烟，也能降低术后感染和伤口并发症发生率

在美国，骨科手术前常规戒烟4~6周，但目前国内很难做到。

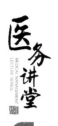

吸烟

- 吸烟通过多种机制，增加了手术切口的感染率
  - 血管收缩，降低组织分压
  - 戒烟时间不明确
  - 至少4周

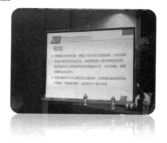

吸烟危害的机制和对术前戒烟的时限建议。

感染"三角"

- 有 3个 主要因素：
  - 患者的健康状况
  - 致病菌毒力
  - 手术环境的清洁度

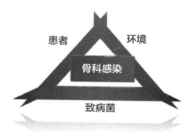

感染发生的三个因素：细菌、宿主和环境。三者失衡就会造成感染。

值得注意

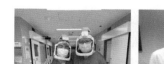

- 医生始终要担负起预防感染的首要责任。

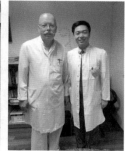

与Prof. de Zwart合影

这位德国医生从事关节外科近30年，每年平均完成1000台手术，在过去五年其所在中心无一例感染发生。他说：所有外科感染的发生，外科医生都有责任。这句话不一定完全正确，但外科医生要有自己的责任和担当，要重视围术期感染的防控。

总结

- 感染是外科医生终生不能忽视的话题
  - 组建团队
    - 外科医生要承担首要责任
  - 完善的预防流程
  - 关注这一问题的进展
    - 文献学习
    - 实验室研究

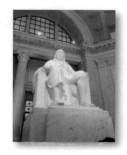

- 无知是我们进步的阶梯 —— 本杰明·富兰克林

预防感染的方式：更新知识、团队协作。弥补无知的过程，恰恰是我们通向智慧殿堂的阶梯。

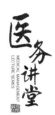

参考文献

1. T P Sculco. The economic impact of infected total joint arthroplasty. Instr Course Lect, 1993, 42:349-351.
2. Klouche S, Sariali E, Mamoudy P. Total hip arthroplasty revision due to infection: a cost analysis approach. Orthop Traumatol Surg Res, 2010, 96(2):124-132.
3. Parvizi J, Jacovides C, Antoci V, et al. Diagnosis of periprosthetic joint infection: the utility of a simple yet unappreciated enzyme. The Journal of Bone and Joint Surgery, 2011, 93(24):2242-2248.
4. Carl Deirmengian, Keith Kardos, Patrick Kilmartin, et al. Combined measurement of synovial fluid α-defensin and C-reactive protein levels:highly accurate for diagnosing periprosthetic joint infection. 骨科动态, 2015, 11(1): 12-18.
5. Carl Deirmengian, Keith Kardos, Patrick Kilmartin, et al. Diagnosing periprosthetic joint infection: has the era of the biomarker arrived? Clinical Orthopaedics and Related Research®, 2014, 472(11):3254-3262.
6. Braun BI, Hellinger WC, Steinberg JP.Timing of antimicrobial prophylaxis and the risk of surgical site infections: results from the trial to reduce antimicrobial prophylaxis errors. Annals of Surgery, 2009, 250(1): 10-16.
7. Gans I, Jain A, Sirisreetreerux N, et al. Current practice of antibiotic prophylaxis for surgical fixation of closed long bone fractures: a survey of 297 members of the Orthopaedic Trauma Association. Patient Safety in Surgery, 2017, 11(1). doi 10.1186/s13037-016-0118-5.
8. Thompson B, Adame X, O'Connor D, et al. Predicting bacterial populations based on airborne particulates: a study performed in nonlaminar flow operating rooms during joint arthroplasty surgery. American Journal of Infection Control, 2010, 38(3):199-204.
9. Panagiotis Givissis, Dimitrios Karataglis, Petros Antonarakos, et al. Suction during orthopaedic surgery. How safe is the suction tip? Acta Orthopaedica Belgica, 2008, 74(4):531-533.
10. Aaron H Carter, David S Casper, Javad Parvizi, et. al. A prospective analysis of glove perforation in primary and revision total hip and total knee arthroplasty. The Journal of arthroplasty, 2012, 27(7):1271-1272.
11. Wu Chuanlong, Qu Xinhua, Liu Fengxiang, et al. Risk factors for periprosthetic joint infection after total hip arthroplasty and total knee arthroplasty in Chinese patients. PLoS ONE, 2014, 9(4):1-7.
12. O Sadr Azodi, R Bellocco, K Eriksson, et. al. The impact of tobacco use and body mass index on the length of stay in hospital and the risk of post-operative complications among patients undergoing total hip replacement. The Journal of bone and joint surgery. British volume, 2006, 88(10):1316-1320.
13. Edward Mills, Oghenowede Eyawo, Ian Lockhart, et. al. Smoking cessation reduces postoperative complications: a systematic review and meta-analysis.The American Journal of Medicine, 2011, 124(2):144-154(e8).
14. Anderson D, Podgorny K , Berríos-Torres, et al. Strategies to prevent surgical site infections in acute care hospitals: 2014 update. Infection Control and Hospital Epidemiology, 2014, 35(6):605-627.
15. Kienapfel H , Klaus-Dieter Kühn. The infected implant. Berlin Heidelberg: Springer, 2009.
16. Seropian R, Reynolds B. Wound infections after preoperative depilatory versus razor preparation. Plastic and Reconstructive Surgery, 1971, 121(3):251-254.
17. Jämsen E, Nevalainen P, Eskelinen A, et al. Obesity, diabetes, and preoperative hyperglycemia as predictors of periprosthetic joint infection: a single-center analysis of 7181 primary hip and knee replacements for osteoarthritis.Journal of Bone & Joint Surgery, 2012, 94(14):e101.
18. 董铮, 李文波, 白国昌, 等 . 关节液 16S rRNA 实时逆转录 PCR 在假体周围感染诊断中的应用 . 中华骨科杂志 , 2016, 36(020):1312-1318.

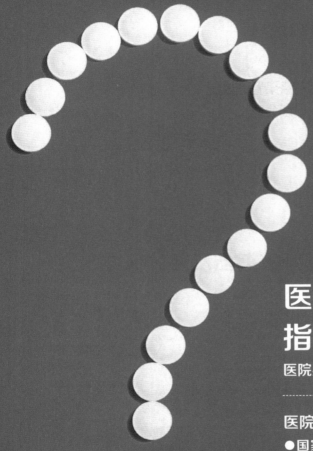

医院感染管理考核指标解读

医院感染管理处　张会芝

医院感染管理考核指标及评分标准

● 国家绩效考核指标——Ⅰ类切口手术部位感染率

● 关于医院感染病例漏报的考核

● 关于手卫生的考核

相关奖励措施

医务讲堂
MEDICAL MANAGEMENT LECTURE SERIES

团结 奉献 求实 创新

北京大学第三医院
Peking University Third Hospital

团结 / 奉献 / 求实 / 创新

医院感染管理考核指标解读

医院感染管理处
张会芝

 医院感染管理考核指标及评分标准

全国抗菌药物专项整治活动方案	国家医院感染管理质量控制指标	我院医院感染管理考核评分标准
一、治疗用药的病原学送检率 1. 治疗用药前的病原学送检率（>30%） 2. 限制性用药前的病原学送检率（>50%） 3. 特殊性用药前的病原学送检率（>80%） 二、I类手术切口的预防用药情况 1. I类手术切口的预防用药率（<30%） 2. I类手术切口围术期用药率（>90%） 3. I类手术切口24小时预防用药的停药率（>90%）	一、医院感染发病（例次）率 二、医院感染现患（例次）率 三、医院感染病例漏报率 四、多重耐药菌医院发现率 五、多重耐药菌感染检出率 六、医务人员手卫生依从率 七、住院患者抗菌药物使用率 八、抗菌药物治疗前病原学送检率 九、I类切口手术部位感染率 十、I类切口手术抗菌药物预防使用率 十一、中心静脉导管血流感染发病率 十二、呼吸机相关肺炎发病率 十三、导尿管相关泌尿系感染发病率	一、北医三院NICU（新生儿）医院感染风险预警 二、北医三院NICU（新生儿）医院感染管理考核评分标准 三、北医三院血液透析室医院感染管理考核评分标准 四、北医三院手术室医院感染管理考核评分标准 五、北医三院麻醉科医院感染管理考核评分标准 六、北医三院重症监护病房医院感染管理考核评分标准 七、北医三院消毒供应中心医院感染管理考核评分标准 八、北医三院普通病房医院感染管理考核评分标准

团结 / 奉献 / 求实 / 创新   www.bysy.edu.cn

我院医院感染管理考核指标及评分标准均依据国家层面的相关活动方案或质控指标制定。

国家绩效考核指标——I类切口手术部位感染率

I类切口手术部位感染率:是指发生I类切口手术部位感染病例数占同期接受I类切口手术患者总数的比例。

计算公式:I类切口手术部位感染率= $\dfrac{发生I类切口手术部位感染病例数}{同期接受I类切口手术患者总数}×100\%$

意义:描述I类切口手术患者发生手术部位感染的频率,反映医院对接受I类切口手术患者医院感染管理和防控情况。

指标属性:国家监测指标,定量指标

国务院办公厅关于加强
三级公立医院绩效考核工作的意见
国办发〔2019〕4号

各省、自治区、直辖市人民政府,国务院各部委、各直属机构:

为进一步深化公立医院改革,推进现代医院管理制度建设,经国务院同意,现就加强三级公立医院绩效考核工作提出以下意见:

团结 / 奉献 / 求实 / 创新　　www.bysy.edu.cn

《国务院办公厅关于加强三级公立医院绩效考核工作的意见》中所公布的考核指标,第9项I类切口手术部位感染率,需引起高度重视。

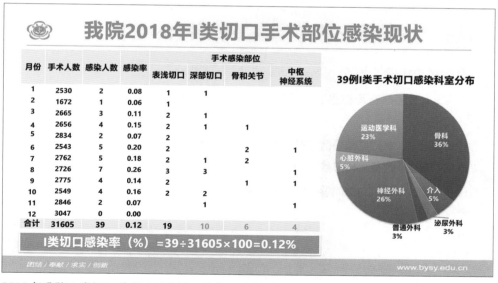

2018年我院I类切口手术三万多例,其中39例发生感染,包括深部切口感染10例、骨和关节切口感染6例,以及中枢神经系统感染4例,需引起高度关注。

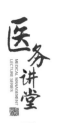

医疗质量检查评定表

临床医技科室医疗质量检查评定表

科室名称	科室医疗管理	住院指标	住院病案质量	抗菌药物管理	毒麻处方质量	临床路径管理	科室护理管理	护理质量管理	护理安全管理	门诊病案质量	及报告质量传染病迟漏报	手卫生依从率	院感漏报率
心血管内科（含CCU）													
呼吸内科（含呼吸重症病房）													
内分泌科													
血液科													
肾内科													
消化科													
神经内科													
老年病内科													
普通外科（不含肛肠诊疗中心）													
综合外科与肛肠诊疗中心													
泌尿外科													
骨科													
胸外科													
神经外科													
心脏外科													

2019年4月抗菌药物管理情况

科室得分表

科室	I类切口手术 患者抗菌药物使用		检验样本送检率		住院患者抗菌药物使用率	抗菌药物使用强度	抗菌药物管理总分
	预防用药率	24小时停药率	非限制级	限制级			
内科系统	0		0.6+0.4=1		2	2	5分
外科系统	1.0	2.5	0.3+0.2=0.5		0.5	0.5	

我院现有医疗质量相关绩效考核体系中，有三项指标与医院感染相关：抗菌药物管理、手卫生依从率、院感漏报率。

其中内科与外科因工作侧重点不同，相应分值分配有所区别。

关于医院感染病例漏报的考核

医院感染病例漏报率

- **定义：** 应当报告而未报告的医院感染病例数占同期应报告医院感染病例总数的比例。

- **计算公式：** 医院感染病例漏报率= 应当报告而未报告的医院感染病例数/同期应报告医院感染病例总数×100%。

- **意义：** 反映医院对医院感染病例报告情况及医院感染监测、管理情况。

国家医院感染管理质量控制指标2015

医院感染病例漏报率的定义及指标意义。

关于医院感染病例漏报的考核

医院感染病例漏报绩效考核管理规定：

1. 漏报绩效管理占科室总分权重0.8分。

2. 科室接到漏报通知起7日内反馈、补报，节假日顺延，医院感染管理科
   负责统计发现1例没有反馈或补报的病历扣0.05分，最高0.8分，如一
   直没有反馈，下月顺延扣0.05分，直到反馈或补报为止。

3. 漏报扣分每月15号前由医院感染管理科反馈到医务处。

4. 漏报数据来源病案科，医院管理感染科对扣分有最终解释权。

医院感染病例漏报绩效考核管理规定。

关于手卫生的考核

- **医务人员手卫生依从率定义：**受调查的医务人员实际实施手卫生次数占同
  期调查中应实施手卫生次数的比例。

- **计算公式：**医务人员手卫生依从率=受调查的医务人员实际实施手卫生次
  数/同期调查中应实施手卫生次数×100%。

- **意义：**描述医务人员手卫生实际执行依从程度，反映医务人员手卫生执行
  情况。

国家医院感染管理质量控制指标2015

手卫生依从率的定义及指标意义。

第一讲 会诊那些事儿

第二讲 首诊负责制

第三讲 感染防控 三线不逾

第四讲 实战用血

第五讲 聚焦危急值

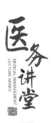

关于手卫生的考核

医务人员手卫生绩效考核管理规定：

1. 手卫生绩效管理占科室总分权重0.4分。

2. 扣分标准：发现一人次手卫生不合格（方法不对、时机不对）扣0.01分，扣完为止。

3. 被检查人员：医务人员。

4. 季度抽查手卫生采样不合格一人次扣0.01分。

5. 对于医辅人员现场记录，联系告知相关管理部门。

6. 手卫生数据来源：监控，现场，第三方。

医务人员手卫生绩效考核管理规定。

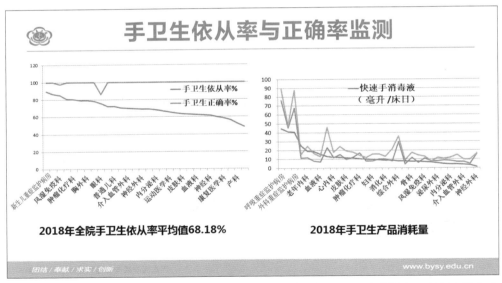

2018 年全院手卫生依从率平均值为 68.18%，较 2017 年的 62.72% 有所提高，但仍有进步空间。2018 年手卫生产品消耗量，部分外科科室过低，提示手卫生工作需进一步加强。

相关奖励措施

医院感染管理委员会委员教授考核加分。

优秀青年医师奖评奖中申报感染监督员加分。

如：优秀青年医师奖评奖中申报感染监督员加分

满分：0.3

      0.3：任职期间无责任医院感染流行暴发事件，科室考核指标≥95%

      0.2：科室考核指标完成率≥60%，无责任医院感染流行暴发事件

      0：科室考核指标完成率＜60%或出现责任医院感染流行暴发事件

团结 / 奉献 / 求实 / 创新   www.bysy.edu.cn

绩效管理中有相关的奖励。

希望大家共同参与到医院感染管理工作中

协作共赢

团结 / 奉献 / 求实 / 创新   www.bysy.edu.cn

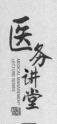

培训效果评估问卷

1. 下列关于医院感染说法正确的是： [多选题]

　　☐ 住院 48 小时后发生的没有明确潜伏期的感染
　　☐ 有明确潜伏期的感染于住院后超过平均潜伏期后发病的
　　☐ 医务人员在医院内获得的感染
　　☐ 原本存在，入医院后发现的感染

2. 医院感染暴发是指短时间内某医疗机构或某科室的患者中出现几例及以上同种同源感染病例的现象？ [单选题]

　　○ 2
　　○ 3
　　○ 5
　　○ 10

3. 关于疑似医院感染暴发的要素包括： [多选题]

　　☐ 短时间内在医疗机构或某科室
　　☐ 发生 3 例及以上
　　☐ 临床症候群相似，或有共同的传染源或传播途径的感染病例
　　☐ 是医院感染暴发报告的起点

4. 医院感染暴发的处置原则应遵循的原则是： [单选题]

　　○ 先控制，后调查和救治
　　○ 先调查，后控制和救治
　　○ 先控制和救治，再调查
　　○ 边救治、边调查、边控制

5. 下面有关标准预防说法正确的有：[多选题]

☐ 把所有患者都看成有潜在感染性的
☐ 根据操作需要选择适当的个人防护用品
☐ 既要注意患者传播给医务人员，也要防止医务人员传播给患者
☐ 根据疾病的传播途径选择接触、飞沫或空气隔离措施

6. 医院感染防控最简单、最经济、最有效的措施是：[单选题]

◯ 手卫生
◯ 消毒
◯ 隔离
◯ 使用抗菌药物

7. 手卫生的指征包括：[多选题]

☐ 接触患者前
☐ 进行清洁或无菌操作前
☐ 接触患者后
☐ 接触患者血液、体液、分泌物、排泄物后
☐ 接触患者周围环境后

8. 手卫生的原则包括：[多选题]

☐ 无肉眼可见污染时宜使用快速手消毒剂
☐ 有肉眼可见污染时应使用洗手液和流动水洗手
☐ 戴手套不能代替洗手
☐ 脱手套后不用进行手卫生

9. 空气隔离措施包括：[多选题]

☐ 患者安置首选负压单间病房
☐ 没有负压病房应单间隔离，关门开窗
☐ 医务人员接触患者时应戴医用防护口罩
☐ 患者应戴医用防护口罩

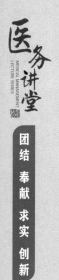

10. 接触隔离的措施包括：［多选题］

☐ 手卫生

☐ 隔离患者的设备尽量单独使用

☐ 加强环境清洁消毒

☐ 所有废弃物按医疗废物处理

11. 飞沫隔离的措施包括：［多选题］

☐ 手卫生

☐ 加强通风

☐ 加强环境消毒

☐ 患者单间隔离

☐ 医务人员戴医用外科口罩

12. 哪种微生物标本最有价值？［单选题］

○ 痰

○ 尿

○ 脓液

○ 血

13. 关于安全注射的说法正确的有：［多选题］

☐ 被注射者安全

☐ 注射者不受到伤害

☐ 注射后的废物合理处置，保证环境安全

☐ 双手为使用后的注射器针头盖上针帽，防止刺伤他人

14. 下面关于抗菌药物使用说法正确的是：［多选题］

☐ 清洁切口原则上不预防使用抗菌药物

☐ 清洁切口预防使用抗菌药物原则上不超过 24 小时

☐ 治疗使用抗菌药物前应送检相应感染部位的微生物标本

☐ 经验用药不必送检微生物标本

15. 常见的血源性传播疾病包括：[多选题]

☐ 乙型肝炎（HBV）
☐ 丙型肝炎（HCV）
☐ 人类免疫缺陷病毒感染（HIV）
☐ 甲型肝炎（HAV）

16. 发生医疗锐器伤后的处理措施包括： [多选题]

☐ 如戴手套，按常规脱去
☐ 受伤部位低位，从近心端向远心端轻轻挤出污血
☐ 流动水下使用皂液清洗干净
☐ 按需要消毒包扎伤口
☐ 填写锐器伤报告表，报告感染管理科接受风险评估、检查治疗和随访
☐ 非正常工作时间直接至急诊外科就诊并自费垫付费用，正常工作时间补办报告手续及报销费用

17. 下面关于医疗废物的说法正确的有： [多选题]

☐ 医疗废物严格与生活垃圾分开，医疗废物严禁混入生活垃圾
☐ 使用黄色专用医疗废物包装物收集医疗废物
☐ 黄色专用医疗废物包装物只能用于医疗废物收集，禁止它用
☐ 包装物满 3/4 或 48 小时应严密包装，贴出处标签，放于临时收集点，签交接单，待院内专人转运

18. 应如何理解医院感染防控的重要性？ [多选题]

☐ 医院感染防控是贯彻医疗活动的主线
☐ 医院感染防控是患者安全的底线
☐ 医院感染防控是依法执业的红线
☐ 不规范的诊疗护理活动会撕裂医院感染防控网，直接威胁到我们的执业生涯

第四讲
实战用血

团结 奉献 求实 创新

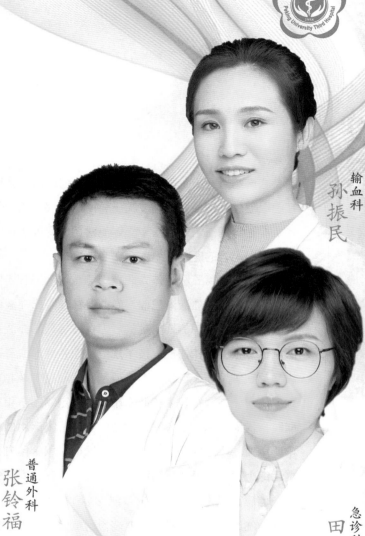

医务讲堂

实战用血

输血科 孙振民

普通外科 张铃福

急诊科 田慈

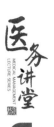

引　言

临床用血一直是国家卫健委最为关注的医疗质量管理内容之一，2012 年，我国以卫生系统最高级别发文——中华人民共和国卫生部令的形式颁布了《医疗机构临床用血管理办法》，足见对相关管理工作的重视。而临床用血审核制度，也是固有的医疗质量安全核心制度之一。

北京大学第三医院作为北京市危重孕产妇转诊中心，同时拥有国际国内知名的脊柱外科、血液淋巴瘤等专业，在北京市血液库存持续紧张的局势下，一直面临着用血管理的现实挑战。为保障稀缺的血液资源得到合理、有效利用，医院参照相关法律法规、技术规范制定并经输血管理委员会讨论颁布了《北京大学第三医院临床输血技术规范与管理制度》《北京大学第三医院临床用血管理办法》，并紧跟国家和北京市相关规定的颁布和修订，及时进行更新改版。同时，借助信息化手段率先在国内实现了临床用血全流程闭环管理，临床医师申请用血、职能部门审核、输血科发血、患者用血，以及在发生输血不良反应之后的上报，全程实现了电子化记录和管理。同时，在医务处与临床医护高度参与信息化建设的理念下，系统实现了人性化和智能化设计，早在 2012 年即具备为临床医师自动提取输血前检验结果、提示结果时效性、监测输血病程记录是否提交等功能，有效提高了临床诊疗效率并保障用血安全。此外，针对临床亟须解决的用血相关实际问题，对临床用血流程持续优化，制定《北京大学第三医院紧急抢救即刻输血规范化方案》，使得急诊抢救用血自判断需要输血到实际输血全流程时间缩短至 15 分钟内，极大保障了急诊患者的有效抢救和生命安全。

随着国际国内诊疗观念的转变和用血指南的不断更新，临床医师需要不断学习才能掌握更科学的用血理念和方法，避免陷于经验式用血。同时，急诊区域危重抢救患者用血所暴露出的部分问题也不容忽视。为此，我们设计了这样一期兼顾传承与维新、直面问题与缺陷的"医务讲堂"，并取名为"实战用血"。培训邀请了负责用血相关不良事件统计分析的输血科孙振民、参与急诊紧急用血流程梳理的急诊内科医师田慈、普通外科行政医师张铃福，以及医务处负责用血相关信息化建设并参与用血质量控制的董书作为讲者，分别从用血病例回顾点评与输血不良反应处置、急诊抢救用血示教、国际最新患者用血管理指南解读、用血相关制度要求与质量控制指标，以及信息系统使用等方面进行讲解。旨在通过培训，使得临床一线医师知晓并掌握如何科学用血、合理用血、节约用血和安全用血。

然而，还有一点需要管理者去思考，就是如何才能真正转变外科医师的理念，尤其是多凭既往经验决定用血的术者，因为究其根源，他们才是术中用血的主导者，而他们的观念又最根深蒂固，难以快速转变。这也是我们目前面临的挑战之一。为了帮助临床医师持续改进，医务处将输血病历纳入院级专项病历质控范畴，每月进行人工内涵质控，并在《医疗管理月报》公示临床用血情况和不合理用血病例信息，要求科室反馈整改意见；重点不合理用血病例会提交至输血管理委员会讨论，根据讨论结果纳入科室绩效考核，通过院科两级的协调合作实现逐步优化。

希望通过新理念、新技术的传播和全员共参与的 PDSA 循环持续改进，能够不断提升用血质量，使输血治疗的过程更加安全和有效，并使得有限的血液资源惠及那些更加需要的患者。

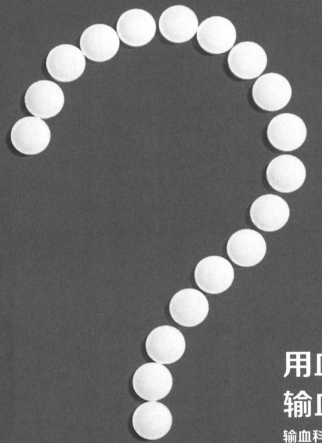

用血病例回顾点评与输血不良反应处置

输血科　孙振民

输血病历质控结果
紧急抢救即刻输血执行问题
输血不良反应识别及处理

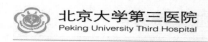

用血病例回顾点评与
输血不良反应处置

输血科 孙振民

输血病历质控结果

紧急抢救即刻输血执行问题

输血不良反应识别及处理

北京大学第三医院
Peking University Third Hospital

首先回顾一下输血病历质控结果。

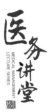

2012—2018年用血情况分析

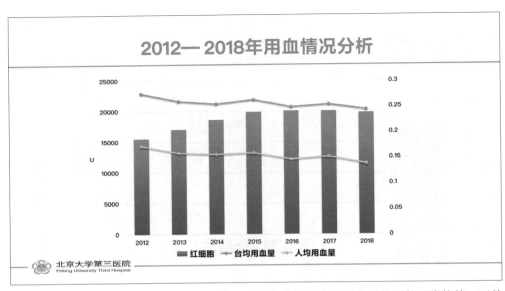

北京大学第三医院
Peking University Third Hospital

红细胞　台均用血量　人均用血量

图为近几年我院临床用血情况。其中台均用血量和人均用血量呈良好的逐年下降趋势，而总的红细胞用量在2018年也有所下降。

2018年科室红细胞使用情况分析

排名	科室	红细胞用量（U）	科室用量/总量×100%
1	急诊科	4452	22.5
2	骨科	3615	18.2
3	妇产科	2285	11.5
4	血液病科	1963	9.9
5	心外科	1765	8.9
6	普外科	1276	6.4
7	危重医学	1182	6.0
8	泌尿外科	830	4.2
9	儿科	431	2.2
10	心内科	273	1.4
11	消化科	252	1.3

北京大学第三医院
Peking University Third Hospital

2018年科室红细胞使用情况显示，我院用血主要集中在急诊科和外科系统科室。

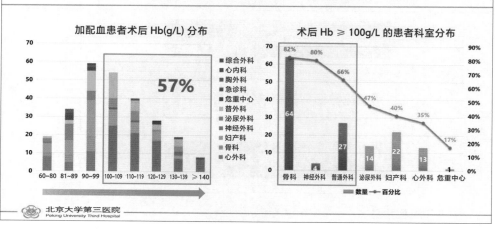

院内对外科系统科室术中临时加配血病历进行了质控。261 例加配血患者术后第一天血红蛋白情况分析显示，术后 Hb ≥ 100g/L 者占 57%，而术中申请临时加配血患者术后 Hb ≥ 100g/L 占比排名前三的科室分别为骨科、神经外科和普通外科。对于这些患者，术中临时加配血的必要性值得反思。

术中加配血暴露和面临的问题

☐ 暴露的问题：
1. 术前评估不足
2. 术前未能及时、有效备血
3. 对术中用血的指征掌握欠佳

> 2019年
> 1例术前备血10U的手术，术中临时加配血10U。
> **导致我院第二日4个科室的18台同血型备血手术全部暂停。**

☐ 面临的问题：
1. 无血
2. 影响其他手术科室用血，甚至造成大面积停手术现象

 北京大学第三医院
Peking University Third Hospital

术中加配血暴露了手术科室在术前评估、术前准备和用血指征掌握方面存在的问题。而实际案例则警示我们，临时加配血可能导致严重的后果，影响整体医疗效率并危及患者安全。

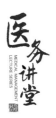

输血病历质控结果		
紧急抢救即刻输血执行问题		
输血不良反应识别及处理		

北京大学第三医院
Peking University Third Hospital

下面看一下实际临床工作中紧急抢救即刻输血的执行问题。

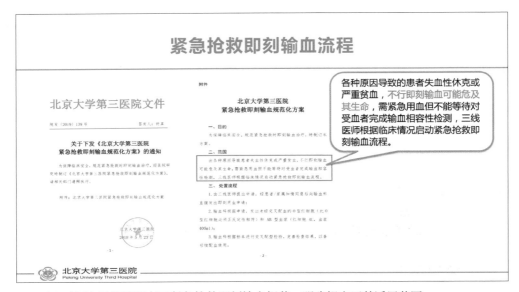

2019 年 5 月 23 日我院颁布了紧急抢救即刻输血规范，明确规定了其适用范围。

其中强调"不行即刻输血可能危及生命，且不能等待对受血者完成输血相容性检测"。

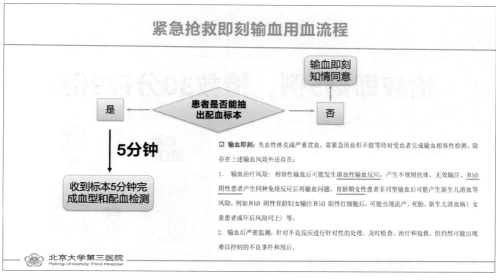

紧急抢救即刻输血用血流程

输血即刻知情同意

患者是否能抽出配血标本

是 → 5分钟 → 收到标本5分钟完成血型和配血检测

否

☑ **输血即刻**：失血性休克或严重贫血，需紧急用血但不能等待对受血者完成输血相容性检测。除存在上述输血风险外还存在：

1. 输血治疗风险：相容性输血后可能发生溶血性输血反应，产生不规则抗体、无效输注、RhD阴性患者产生同种免疫反应后再输血等问题，育龄期女性患者非同型输血后可能产生新生儿溶血等风险，例如 RhD 阴性育龄妇女输注 RhD 阳性红细胞后，可能出现流产、死胎、新生儿溶血病（女童患者成年后风险同上）等。

2. 输血后严密监测，针对不良反应进行针对性的处理，及时检查、治疗和抢救，但仍然可能出现难以控制的不良事件和预后。

北京大学第三医院
Peking University Third Hospital

紧急抢救即刻输血用血流程如图示。关键节点为患者是否能抽出配血标本。

即刻输血知情同意中包含输血后可能发生溶血反应的内容告知。那么，O 型血表面既无 A 抗原也无 B 抗原，为何还会发生溶血？

红细胞血型系统

3/300

中文名称	简称	中文名称	简称	中文名称	简称
ABO 血型系统	ABO	Diego血型系统	DI	Cromer血型系统	CROM
MNS血型系统	MNS	Yt血型系统	YT	Knops血型系统	KN
P血型系统	P1	XG血型系统	XG	Indian血型系统	IN
		Scianna血型系统	SC		
Rh血型系统	RH	Dombrock血型系统	DO	Ok血型系统	OK
Lutheran血型系统	LU	Colton血型系统	CO	Raph血型系统	
Kell血型系统	KEL	Landsteiner-Wiener血型系统	LW	JMH血型系统	
Lewis血型系统	LE	Chido/Rodgers血型系统	CH/R G	Ii血型系统	
Duffy血型系统	FY	Hh/孟买血型系统	H	Globoside血型系统	
Kidd血型系统	JK	Kx蛋白	XK	GIL血型系统	
		Gerbich血型系统	GE		

ABO系统以外抗体 115例 2018年

北京大学第三医院
Peking University Third Hospital

图为红细胞表面的血型系统分布，其中血型相关抗原多达 300 多种，而日常工作中只检测 ABO 血型系统中的 A 抗原和 B 抗原，以及 Rh 血型系统里的 D 抗原 3 种。

既往有过输血史、妊娠史或自身疾病导致产生抗体的患者，输入未经过相容性检测的 O 型血，即存在溶血风险。

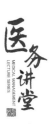
抢救用血不合格原因分析

抢救即刻5例，抢救30分钟9例

申请单不合格	申请资质未体现	启动指征？	姓名+ID号/病案号+年龄	标本不合格

李**，标本无任何标识，没有申请单

北京大学第三医院
Peking University Third Hospital

既往工作中，不合格抢救用血的种类包括：
①申请单不合格（非规范申请单样式、信息填写不全等）；②申请资质未体现在纸质申请单中；③用血指征把握不当（非真正抢救用血）；④标本不合格（采血管未标注姓名+ID号/病案号+年龄）。

临床输血申请单

北京大学第三医院
Peking University Third Hospital

图为我院临床输血申请单，左侧为电子版，右侧为纸质版，均包括患者的基本信息、申请的血液制品及输血前的检测项目。电子版申请单须医师提交电子签名，纸质版需申请医师手写签名。一份合格的输血申请单，需要将红色框内的内容填写完善。

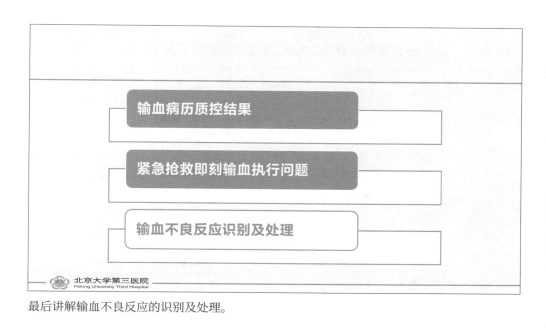

最后讲解输血不良反应的识别及处理。

输血不良反应的识别及处理流程

疑似发生输血不良反应，应立即遵循以下原则进行初步处理：

1. 停止输血
2. 维持静脉通路
3. 检查患者生命体征
4. 重新核对患者
5. 通知医生和输血科

NHSN Biovigilance Component
Hemovigilance Module Servilance Protocol V2.3

北京大学第三医院
Peking University Third Hospital

图示内容根据美国 CDC 输血不良反应的分类编写，对于疑似发生输血不良反应，应立即遵循图示原则进行处理。

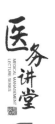

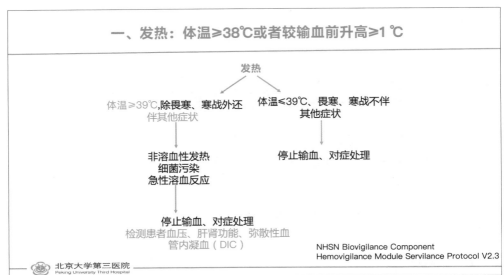

常见的输血不良反应为非溶血性的发热和过敏反应。对于发热反应，应按照图示流程进行处理。

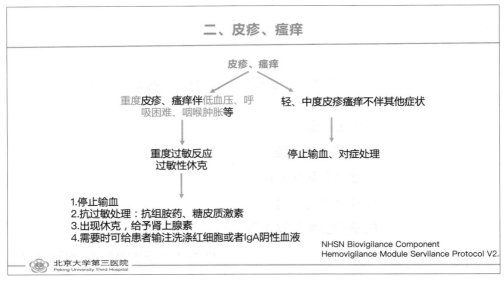

过敏反应的临床症状主要为皮疹和瘙痒。发生过敏反应，应按照图示流程进行处理。

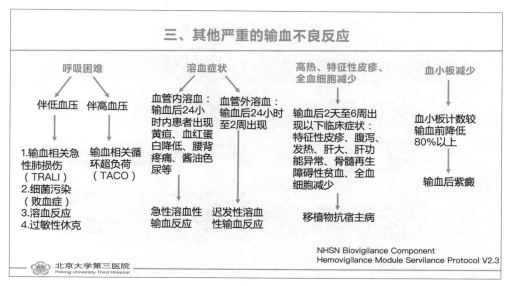

三、其他严重的输血不良反应

呼吸困难

伴低血压 → 1.输血相关急性肺损伤（TRALI）2.细菌污染（败血症）3.溶血反应 4.过敏性休克

伴高血压 → 输血相关循环超负荷（TACO）

溶血症状

血管内溶血：输血后24小时内患者出现黄疸、血红蛋白降低、腰背疼痛、酱油色尿等 → 急性溶血性输血反应

血管外溶血：输血后24小时至2周出现 → 迟发性溶血性输血反应

高热、特征性皮疹、全血细胞减少

输血后2天至6周出现以下临床症状：特征性皮疹、腹泻、发热、肝大、肝功能异常、骨髓再生障碍性贫血、全血细胞减少 → 移植物抗宿主病

血小板减少

血小板计数较输血前降低80%以上 → 输血后紫癜

北京大学第三医院 Peking University Third Hospital

NHSN Biovigilance Component Hemovigilance Module Servilance Protocol V2.3

其他严重的输血不良反应，虽然发生率很低，但也需要医生能够识别并且对症处理。

三、其他严重的输血不良反应

主要表现	呼吸困难		高热、特征性皮疹、全血细胞减少	
症状体征	以高血压为特点	以低血压为特点	以呼吸困难为唯一临床特征	输血后2天至6周出现以下临床症状：特征性皮疹、腹泻、发热、肝大、肝功能异常、骨髓再生障碍性贫血、全血细胞减少
处理方式	1.停止继续输血，维持静脉通路 2.咨询医生 3.给氧进行呼吸支持 4.注射利尿剂 5.患者体位：头高脚低位	1.停止继续输血 2.对症治疗（肾上腺素、抗组胺药、类固醇、给予氧和呼吸支持；补液、维持血压和肾脏支持等）3.如果怀疑细菌污染，应立即给予抗生素 4.怀疑出现过敏性休克给予肾上腺素	1.停止输血 2.对症治疗	1.咨询血液专家 2.进行循环支持 3.可尝试免疫抑制治疗 4.干细胞移植 5.死亡率高，建议高危患者使用辐照血液制品
后续检查	1.将3~5ml血样和输血管路送至输血科 2.胸部X线检查双侧肺间质浸润情况 3.检查有无左心房高压等体液过载的证据 4.高度怀疑TRALI，建议进行供受者HLA/HNA分型及抗体检测 5.高度临床怀疑脓毒症，则对患者血液和输注血液进行血培养 6.怀疑发生溶血反应（尿液、血浆呈红色）：血型检测、抗筛、直接抗人球蛋白试验（DAT）、肌酐、胆红素、乳酸脱氢酶（LDH）、活化部分凝血活酶时间（APTT）、血浆血红蛋白、尿液检查等溶血反应相关检测			1.将3~5ml血样和输血管路送至输血科 2.进行供血者和受血者HLA配型 3.进行皮肤组织活检 4.血型、抗筛、DAT、相容性检测等常规实验室检测

北京大学第三医院 Peking University Third Hospital

NHSN Biovigilance Component Hemovigilance Module Servilance Protocol V2.3

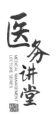

三、其他严重的输血不良反应

主要表现	溶血症状		血小板减少
症状体征	血管内溶血：输血后24小时内患者出现黄疸、血红蛋白降低、腰背疼痛、酱油色尿等	血管外溶血：输血后24小时至2周出现	血小板计数较输血前降低80%以上
处理方式	1.停止输血、维持静脉通路 2.重新核对患者 3.维持患者尿量 4.关注DIC和患者的出血状况	1.密切监测患者 2.必要时可输注抗原阴性红细胞	1.咨询血液专家 2.首选静脉注射免疫球蛋白 3.使用血小板抗原阴性的血液
后续检查	1.立即通知输血科 2.将3~5ml血样和输血管路送至输血科 3.将输血后第一管尿液标本送检 4.溶血相关实验室检测：血电解质、肌酐、胆红素、LDH、结合珠蛋白、血型、抗筛、DAT、相容性检测等	1.将3~5ml血样和输血管路送至输血科 2.溶血相关实验室检测：血电解质、肌酐、胆红素、LDH、结合珠蛋白、血型、抗筛、DAT、相容性检测等	1.将3~5ml血样和输血管路送至输血科 2.血型、抗筛、DAT、相容性检测等常规实验室检测 3.进行血小板同种抗体的检测：患者血小板抗原缺乏，存在血小板抗体（HPA-1a占70%）

NHSN Biovigilance Component Hemovigilance Module Servilance Protocol V2.3

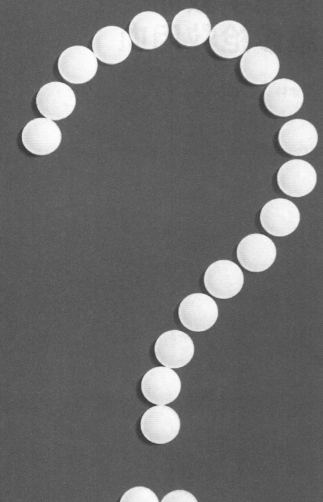

手把手教你
急诊抢救用血

急诊科　田慈

----

30 分钟抢救用血具体方案

● 启动指征

● 操作流程

● 注意事项

即刻抢救用血具体方案

● 启动指征

● 操作流程

● 注意事项

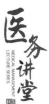

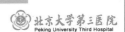

手把手教你
急诊抢救用血

急诊科　　田慈

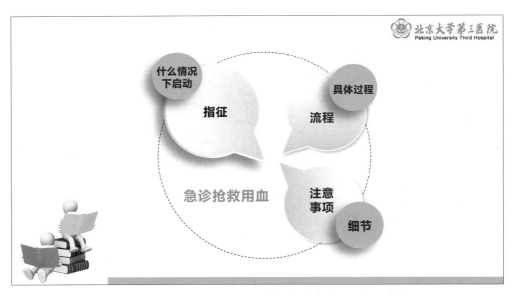

急诊抢救用血主要包括抢救用血启动指征、用血流程和注意事项三方面内容。

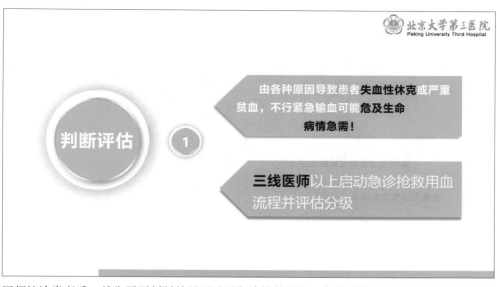

第一讲
会诊那些事儿

第二讲
首诊负责制

第三讲
感染防控 三线不逾

第四讲
实战用血

第五讲
聚焦危急值

医师接诊患者后，首先需要判断其是否需要急诊抢救用血。急诊常见启动抢救用血的情况为各种原因导致的失血性休克：内科主要为消化道大出血，外科包括肝破裂、脾破裂及其他创伤性出血，妇产科主要为宫外孕破裂出血。这里强调：指征为客观病情急需，而非医师主观着急。

我院要求，由三线医师以上判断是否启动抢救用血。

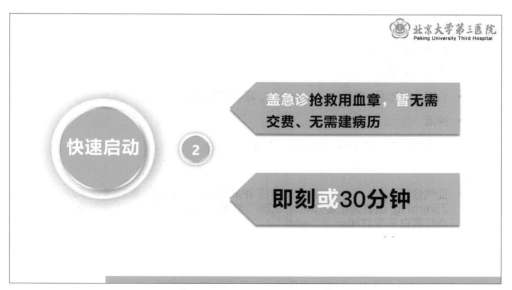

一旦判断需要抢救用血，则快速启动，根据病情严重程度不同，分为即刻用血和30分钟用血两种情况。

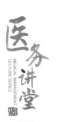

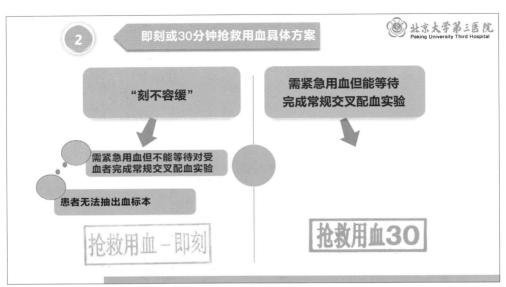

当患者需要紧急用血，但不能等待完成常规交叉配血实验，或无法抽出血标本，则启动即刻抢救用血；当患者能够等待完成常规交叉配血实验，则启动30分钟抢救用血。

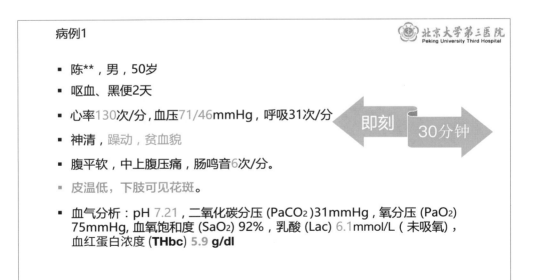

病例1

- 陈**，男，50岁
- 呕血、黑便2天
- 心率130次/分，血压71/46mmHg，呼吸31次/分
- 神清，躁动，贫血貌
- 腹平软，中上腹压痛，肠鸣音6次/分。
- 皮温低，下肢可见花斑。
- 血气分析：pH 7.21，二氧化碳分压 ($PaCO_2$) 31mmHg，氧分压 (PaO_2) 75mmHg，血氧饱和度 (SaO_2) 92%，乳酸 (Lac) 6.1mmol/L（未吸氧），血红蛋白浓度 (**THbc**) 5.9 g/dl

病例1：判断患者失血量大，存在失血性休克，血流动力学不稳定，病情危重，需要即刻纠正贫血和快速补充血容量。但评估病情，该患者通过积极液体复苏就可以等待完成血型鉴定及交叉配血实验，因此启动30分钟抢救用血流程。

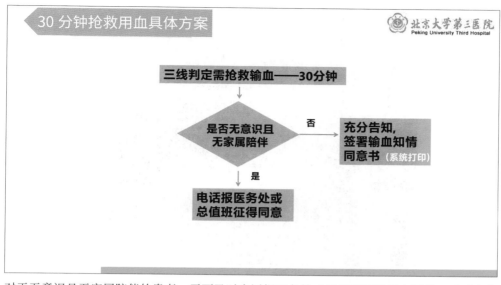

对于无意识且无家属陪伴的患者，需要及时电话报医务处或总值班征得用血同意；对于有意识的患者，应充分向其和家属告知病情，并签署电子版知情同意书。

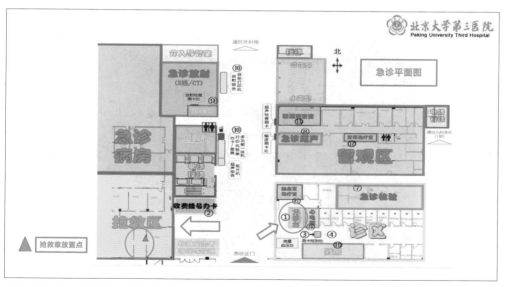

图为我院急诊平面图，箭头所指为急诊分诊台，分诊台对面为急诊抢救区。
三角形标注点即为急诊用血抢救章的放置点。

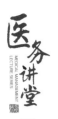

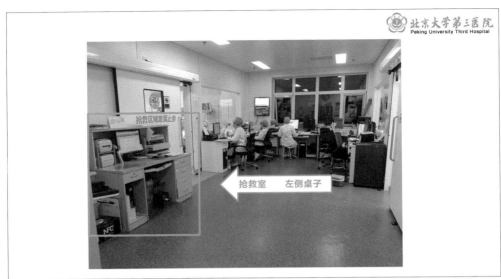

抢救章存放于抢救室入口处左侧主班护士工作桌。

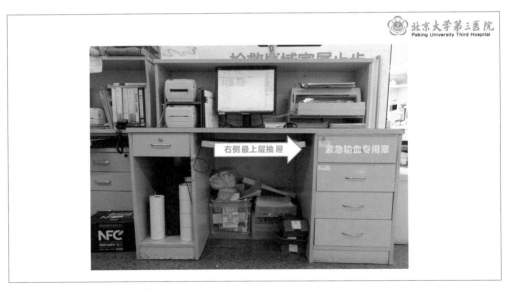

（接上图）位于右侧最上层的抽屉内。

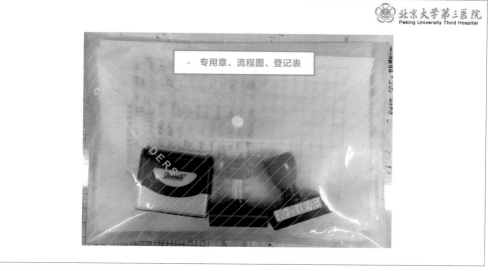

文件夹中有抢救用血专用章、流程图及登记表。

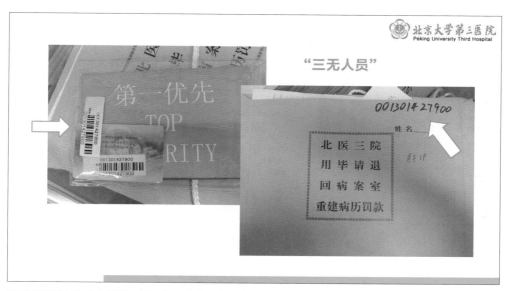

针对无意识且无家属陪同的"三无人员",也有专门的预案,在分诊台的文件夹里放有标注ID号的就诊卡以及病历袋。

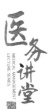
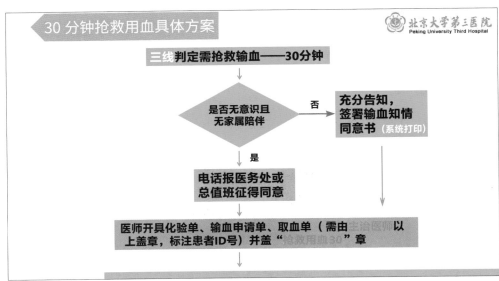

一旦判定 30 分钟抢救用血，签署输血知情同意书或征得总值班或医务处的同意后，由医生开具化验单、输血申请单及取血单（主治以上盖章、标注患者 ID），并将全部文书加盖"抢救用血 30"章。

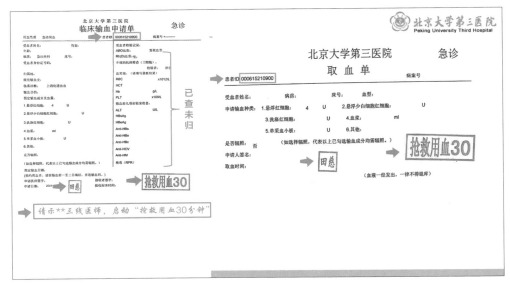

图中箭头标注了需要特殊注意的内容。

患者 ID 号唯一且必填。申请单中所有未出的化验结果注明"已查未归"，盖主治医师以上方章及"抢救用血 30"章。同时书面注明：请示哪位三线医师启动该流程。

取血单盖方章及抢救章。

第一讲
会诊那些事儿

第二讲
首诊负责制

第三讲
感染防控 三线不逾

第四讲
实战用血

第五讲
聚焦危急值

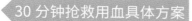

30 分钟抢救用血具体方案

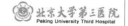
北京大学第三医院
Peking University Third Hospital

电话通知输血科，护士抽血，标记取血试管，包括：**姓名、ID号、年龄**

不需缴费，指定人员持血标本、申请单、取血单至血库。血库接受样本，检测血型和配血

输血科根据标本进行血型鉴定及交叉配血试验，10分钟完成，发出红细胞及血浆（红细胞不超过4U，血浆400ml）

启动抢救用血 ——30 分钟后续的流程如图示。

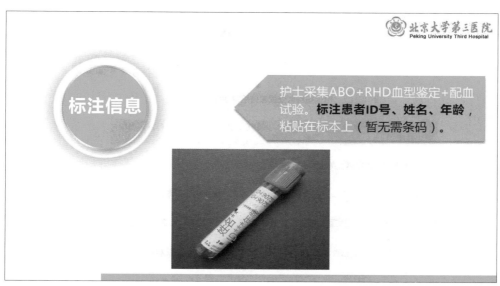

标注信息

北京大学第三医院
Peking University Third Hospital

护士采集ABO+RHD血型鉴定+配血试验。**标注患者ID号、姓名、年龄**，粘贴在标本上（暂无需条码）。

需要注意的是，无条码的采血管上需人工标注患者 ID 号、姓名和年龄。

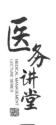

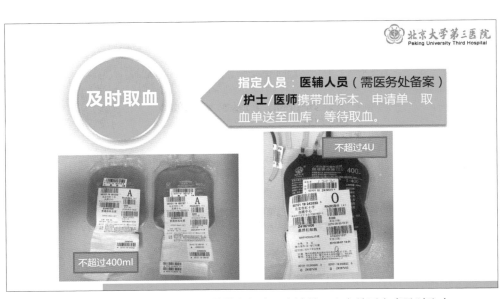

由医师、护士或医务处备案的医辅人员携带血标本、申请单、取血单至血库及时取血。

抢救用血申请量限制：红细胞不得超过 4U，血浆不得超过 400ml。

后续用血须按照常规流程进行。

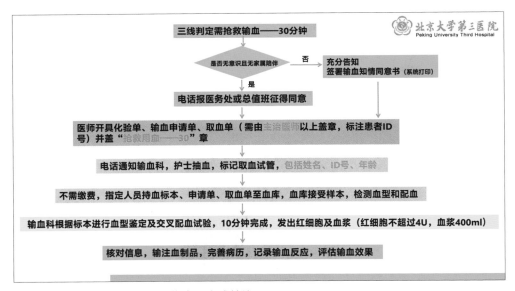

取血完成后，严格核对血制品信息，完成输注。

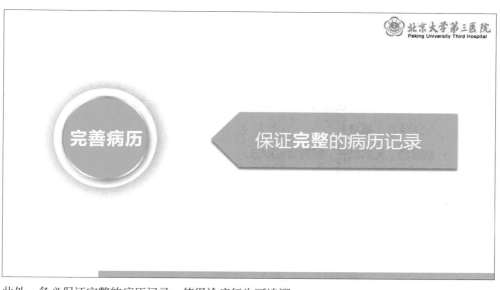

此外，务必保证完整的病历记录，使得诊疗行为可追溯。

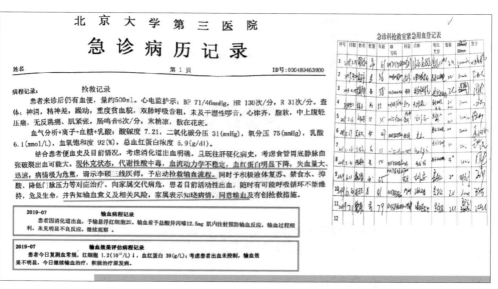

相关病历文书包括但不限于：① 抢救记录（含启动抢救用血指征、所请示医师、知情告知情况）；② 输血病程记录；③ 输血效果评估病程记录。此外，需要填写紧急用血登记表。

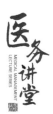

病例2

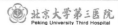

- 曾**，男，64岁

- 便血3天，加重半天

- 心率158次/分，血压 测不出，呼吸31次/分

- 昏迷状态，重度贫血貌

- 腹膨隆，无肌紧张，肠鸣音6次/分。

- 皮温低，散在花斑。

- 血气分析：pH 6.99, $PaCO_2$ 14mmHg, PaO_2 116mmHg, SaO_2 95%，Lac 15mmol/L（未吸氧），**THbc**测不出

> 危如一发引千钧

病例2：患者血压及总血红蛋白测不出，生命垂危，需分秒必争，启动抢救用血即刻流程。

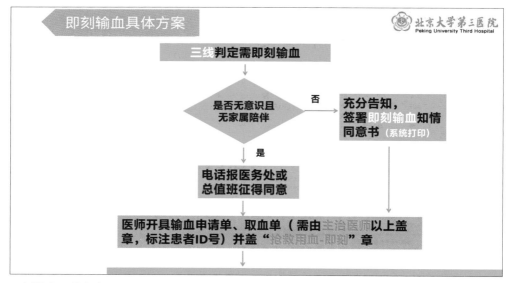

即刻输血具体方案

其中电子版即刻输血知情同意书已经正式上线，即在原有知情同意书基础上增加"输血即刻"风险告知勾选项。

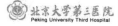

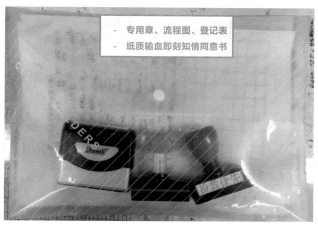

即刻输血文件夹与 30 分钟抢救用血文件夹所在位置相同。文件夹中有专用章、流程图和登记表。此外，系统故障状态下，可使用纸版即刻输血知情同意书。

注意：知情同意书中必须勾选"输血即刻"的风险。

提醒：即刻用血风险较高，为抢救生命的最后稻草，切勿随意启用。

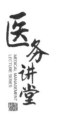

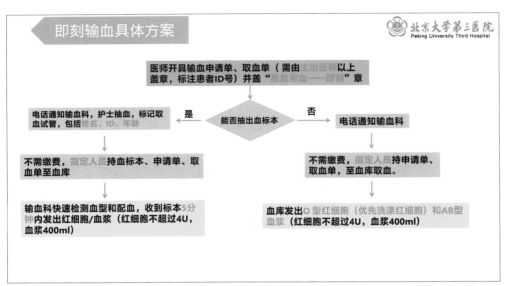

即刻输血具体方案
根据患者能否抽出血标本，分为两个流程。

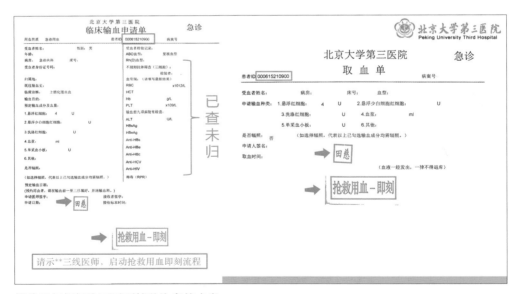

箭头及红框标注了需要特殊注意的内容。
需要区分的是，此时加盖的是"抢救用血 —— 即刻"章，启动的是抢救用血即刻流程。

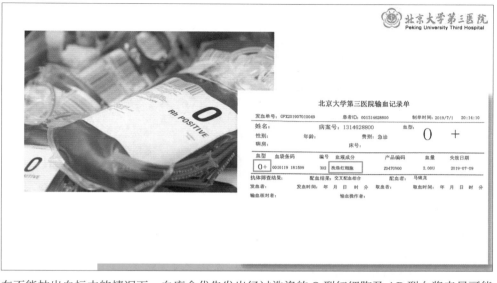

在不能抽出血标本的情况下，血库会优先发出经过洗涤的 O 型红细胞及 AB 型血浆来尽可能降低输血产生的风险。

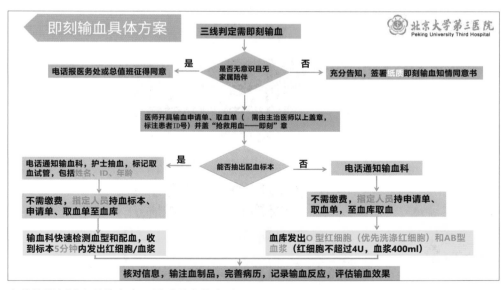

完整的即刻输血具体方案。最后需完善病历。

207

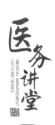

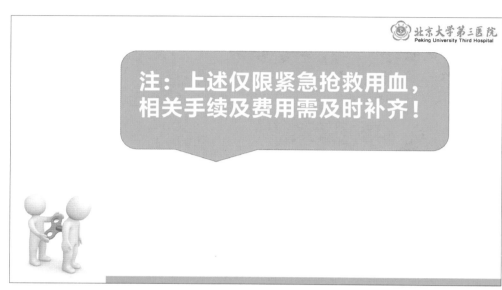

注：上述仅限紧急抢救用血，相关手续及费用需及时补齐！

再次强调，上述流程仅限紧急抢救用血。所有手续及检测费用需及时补齐。包括：至病案科建病历、回报输血科病案号、化验单条码打印、补交相关费用等。

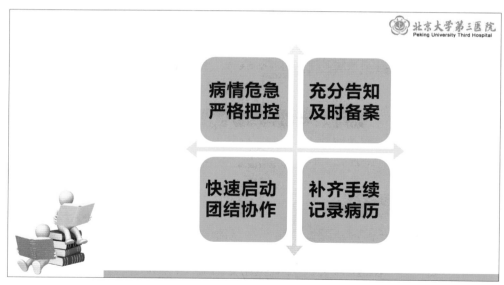

病情危急 严格把控　　充分告知 及时备案

快速启动 团结协作　　补齐手续 记录病历

总结：①抢救用血指征须严格把控，在生死存亡、性命攸关时方可启动；②务必充分告知家属病情和相关输血风险，如无家属陪同一定上报医务处；③一旦三线判定需要启动抢救用血，则采取快速流程，无需缴费或建病历，各科室医护人员须团结协作、紧密配合；④用血后相关手续要及时补齐，并完善病历。

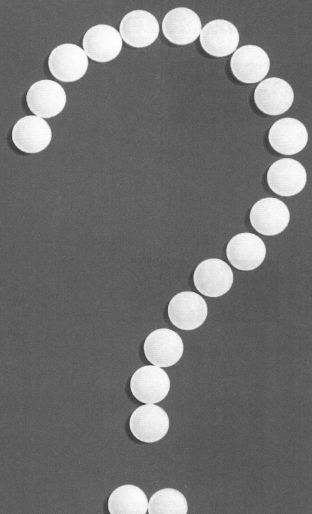

外科住院患者
规范用血

普通外科　张铃福

输血风险
患者血液管理 (PBM)
● 正确输血
● 减少输血
● 预防输血

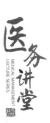
外科住院患者规范用血

普通外科
张铃福

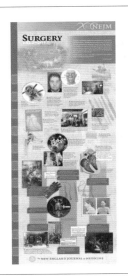

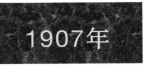

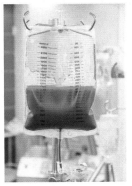

外科有 200 多年的历史，输血作为其中的里程碑事件也已经有 100 多年的历史了。输血的应用挽救了很多的生命，但也存在相应的风险。

输血风险

- 输血反应
- 感染
- 输血相关急性肺损伤
- 输血相关循环负荷增加
- 库存血临床效应
- 医疗差错
- 铁过量
- 免疫影响

输血存在的风险：

常见的输血反应（如发热、皮疹），感染（血液传染病），库存血临床效应（高钾）等。

JAMA | Special Communication

Patient Blood Management Recommendations From the 2018 Frankfurt Consensus Conference

Markus M. Mueller, MD; Hans Van Remoortel, PhD; Patrick Meybohm, MD, PhD; Kari Aranko, MD, PhD; Cécile Aubron, MD, PhD; Reinhard Burger, PhD; Jeffrey L. Carson, MD, PhD; Klaus Cichutek, PhD; Emmy De Buck, PhD; Dana Devine, PhD; Dean Fergusson, PhD; Gilles Folléa, MD, PhD; Craig French, MB, BS; Kathrine P. Frey, MD; Richard Gammon, MD; Jerrold H. Levy, MD; Michael F. Murphy, MD, MBBS; Yves Ozier, MD; Katerina Pavenski, MD; Cynthia So-Osman, MD, PhD; Pierre Tiberghien, MD, PhD; Jimmy Volmink, DPhil; Jonathan H. Waters, MD; Erica M. Wood, MB, BS; Erhard Seifried, MD, PhD; for the ICC PBM Frankfurt 2018 Group

文章为 JAMA 上最新的一篇基于循证医学的关于患者血液管理 (PBM) 的推荐意见。

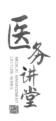

患者血液管理(PBM)

- 以患者结局为目标
- 术前、术中及术后全程管理
- 预防、减少不必要用血
- 安全用血

患者血液管理（PBM）的核心理念。

Transfusion Clinique et Biologique 22 (2015) 90–96

科学证据　Review article

The scientific basis for patient blood management☆

L'approche scientifique de la gestion du sang des patients◇

Review

实践证据

Patient blood management to reduce surgical risk

B. Clevenger[1,2], S. V. Mallett[1,2], A. A. Klein[3] and T. Richards[1]

Blood Transfus. 2019 Jul 18:1-3. doi: 10.2450/2019.0126-19. [Epub ahead of print]

理论证据

Patient Blood Management is not about blood transfusion: it is about patients' outcomes.

Frietsch T[1,2], Shander A[3,4], Faraoni D[5,6], Hardy JF[2,7].

有很多文献从科学、实践和理论方面证实了 PBM 的重要性，包括可以减少外科手术风险、改善患者结局等。

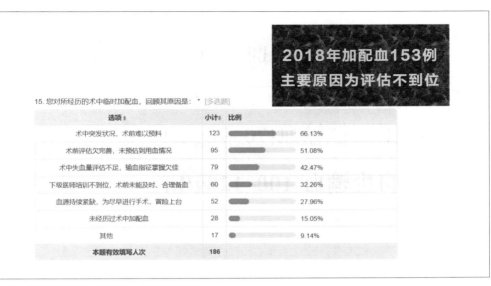

图为对术中临时加配血的原因调查结果。

同时，回顾 2018 年 153 例外科术中临时加配血，发现其主要原因仍为评估不到位。

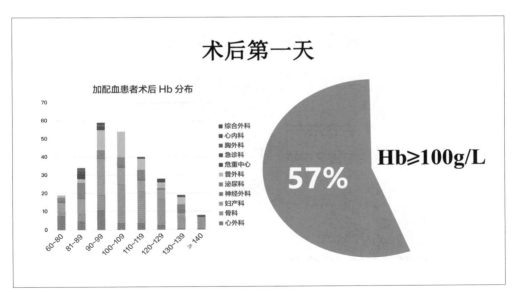

而加配血患者术后第一天 Hb ≥ 100g/L 的占比高达 57%。

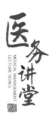
正确输血：输血阈值

- 限制性输血(70~90g/L)
- 自由输血(100~120g/L)

限制性输血的阈值为 70~90g/L。循证医学结果显示：限制性输血相对于自由输血对患者不良结局的风险并无增加，反而可以减少输血反应风险。因此，临床医师需要遵循循证医学的依据，正确认识输血阈值。

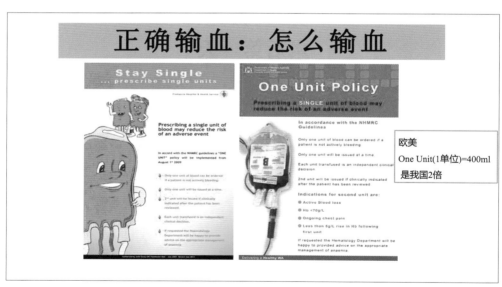

那么如何输血？

正确输血应遵循"One Unit Policy"原则：非活动性出血情况下，一次仅能申请一单位；每次仅发出一单位血；每单位的输血均是一个独立的临床决定等。

需注意的是在欧美国家，一个单位相当于 400ml，在我国，一个单位相当于 200ml。

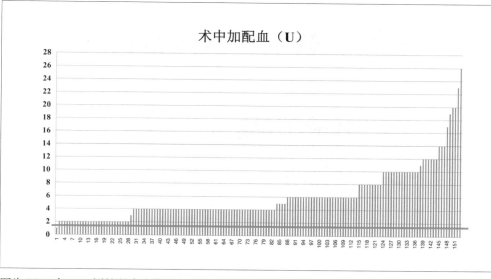

图为2018年153例外科术中临时加配血的用血量数据。真正达到一次只输一单位的只有极少数病例，大多数病例会一次性输很多血，红线为相当于欧美的一单位标记线。

值得反思的是，这些病例中有57%术后Hb≥100g/L。

正确输血：什么时候追加输血

- 活动性出血

- **Hb<70 g/L**

- 持续胸痛

- **输完一单位红细胞后Hb升高<8 g/L**

那么，什么时候需要追加输血？标准如图示。

综上，我们要掌握三个重点：①输血阈值；②一单位原则；③追加输血原则。

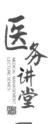

减少输血：抗纤溶药物

- **氨甲环酸(TXA);**

  ✓ 不增加血栓风险
  ✓ 有效减少术中及创伤出血

- **ε-氨基己酸**

同时，抗纤溶药物的使用，如氨甲环酸，能够有效降低手术输血需求。大量文献表明，其在不会增加血栓风险的情况下，能够有效减少术中及创伤出血。

减少异体输血

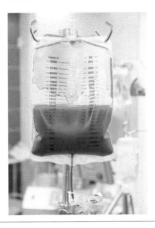

- **自体血回输**

  ➢ 骨科、心脏外科等推荐使用
  ➢ 细菌污染或肿瘤患者慎用

另一个减少用血的方法是采用自体血回输。其在骨科、心脏外科目前已经应用得很成熟，普通外科脾破裂的患者也可以使用。

第一讲
会诊那些事儿

第二讲
首诊负责制

第三讲
感染防控 三线不逾

第四讲
实战用血

第五讲
聚焦危急值

预防输血：贫血的评估及处理

- 评估时机：术前4~8周（<u>院前评估的重要性</u>）；

- 处理：补充铁剂（缺铁性贫血）、维生素 B_{12} / 叶酸（巨幼细胞贫血）；

- 不常规使用促红细胞生成素。

相对于减少输血，预防输血意义更大，那么贫血的评估及处理就具有重要价值。评估时机是术前 4~8 周，这对手术患者的院前评估提出了更高的要求。相应的处理如图，其中促红细胞生成素的使用还需要听取血液内科的建议。

预防输血：出血药物的停用

- 抗凝药物：华法林；

- 抗血小板药物：波立维、阿司匹林。

另外一个预防输血的办法是及时停用可能导致出血的药物。向患者询问是否服用此类药物，通过相关科室会诊决定何时停用药物及停用时长。

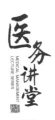

总 结

- <u>预防输血</u>：重视院前评估，及早干预；
- <u>减少输血</u>：使用抗纤溶药及自体血回输；
- <u>正确输血</u>：限制性输血。

总结：输血有风险，尽量做好院前评估，预防输血；通过抗纤溶药的应用及自体血回输减少输血；必须输血的情况下，正确输血。

参考文献

1.　Mueller M , Remoortel V , Meybohm P , et al. Patient blood management: recommendations from the 2018 Frankfurt Consensus Conference. JAMA, 2019, 321(10): 983-997.

2.　Murphy F , Goodnough T . The scientific basis for patient blood management. Transfusion Clinique Et Biologique, 2015, 22(3): 90-96.

3.　Clevenger B , Mallett V , Klein A , et al. Patient blood management to reduce surgical risk. British Journal of Surgery, 2015, 102(11): 1325-1337.

4.　Frietsch T, Shander A, Faraoni D, et al. Patient blood management is not about blood transfusion: it is about patients' outcomes. Blood Transfus, 2019, 17(5): 331–333.

5.　Butcher A, Richards T. Cornerstones of patient blood management in surgery. Transfusion Medicine, 2018, 28(2): 150–157.

6.　Leahy F , Roberts H , Mukhtar A , et al. A pragmatic approach to embedding patient blood management in a tertiary hospital. Transfusion, 2014,　54(4):1133-1145.

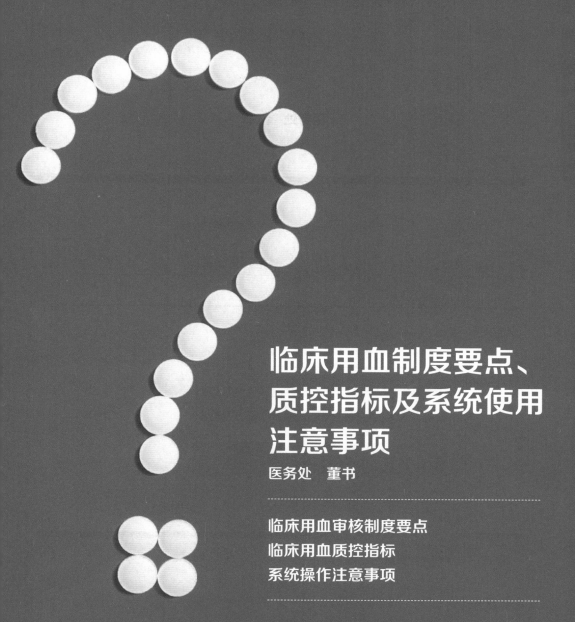

临床用血制度要点、质控指标及系统使用注意事项

医务处　董书

临床用血审核制度要点
临床用血质控指标
系统操作注意事项

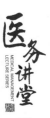

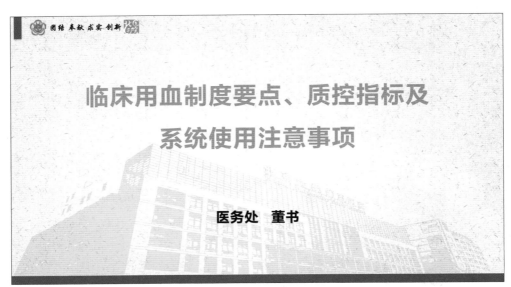

临床用血审核制度要点

临床用血质控指标

系统操作注意事项

一、临床用血审核制度要点

临床用血审核制度要点

定义

指在临床用血全过程中，对与临床用血相关的各项程序和环节进行**审核**和评估，以保障患者临床用血**安全**的制度。

相关内容出处：
2012年《医疗机构临床用血管理办法》——卫生部令第85号
2014年《特殊情况紧急抢救输血推荐方案》——中华医学会临床输血学分会
2018年《医疗质量安全核心制度要点释义》——国家卫健委
2018年《临床用血技术规范》（征求意见稿）——国家卫健委
2019年《临床用血质量控制指标》——国家卫健委
2019年《北京大学第三医院紧急抢救即刻输血规范化方案》

用血关键环节和执行顺序

①适应证判断 → ②输血治疗知情同意 → ③**用血申请** → ④配血 → ⑤**取血发血** → ⑥临床输血 → ⑦**输血中观察** → ⑧输血后管理

输血适应证

血红蛋白：
- 无特殊情况，<60g/L
- 急性冠脉综合征患者：<80g/L

血小板计数：
- **内科**患者：
  <10×10⁹/L 或 WHO出血分级≥2级
- 须进行**中心静脉置管**或骨髓穿刺患者：
  <20×10⁹/L
- **外科手术和内镜下治疗性**操作患者：
  <50×10⁹/L
- **外科手术**患者：
  <100×10⁹/L，有自发性出血

图示临床用血审核制度定义、用血关键环节和执行顺序、输血适应证要点。
其中输血适应证的出处为 2018 年国家卫健委下发的《临床用血技术规范（征求意见稿）》。

临床用血审核制度要点

输血前检测

1. ABO血型、Rh血型
2. 抗体筛选（输血科）
3. 感染筛查（输血前9项）
   ①肝功能
   ②乙肝五项
   ③丙肝(HCV)
   ④人类免疫缺陷病毒(HIV)
   ⑤梅毒抗体
4. 血常规

输血治疗知情同意书

1. 取得患者或委托人知情同意后签署。
2. 其中须明确其他输血方式的可选择信息。
3. 入病历保存。
4. 因抢救生命垂危患者等特殊情况，不能取得患者、近亲属或委托人意见的，须报医务处或总值班同意后方可输血；并将紧急输血的具体经过记入病历。

逐级审批制度

1. 主治医师提交《临床输血申请单》
2. 24小时内备血量<800ml：
   上级医师审核
3. 24小时内800ml≤备血量<1600ml：
   上级医师审核后，科室主任审批
4. 24小时内备血量≥1600ml：
   科室主任审核后，医务处审批

以上2、3、4条不适用于急救用血

输血前检测：血常规用来验证是否有输血指征，如果输血指征明确，则无需复测。
如果患者意识清醒或有家属陪同，必须取得输血知情同意书，同意书中要注明其他输血方式的可选项，如自体血回输。同意书入病历保存。
根据《临床机构临床用血管理办法》，常规用血必须执行逐级审批制度。

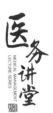

临床用血审核制度要点

双人核对制度	双人核对制度	病历书写
输血前 －2名医护人员 －核对交叉配血报告、血袋标签 －检查血袋有无破损、渗漏，血液颜色是否正常 －检查血液制品和输血装置是否在有效期内 **准确无误方可输血**	**输血时** －2名医护人员 －携带病历（PDA）共同至患者床旁 －核对患者基本信息、血型 －确认与配血报告相符 －再次核对血制品 －用符合标准的输血器输血	1. 输血病程记录：（除术中外，输血即写） －输血原因、输注成分、血型和数量 －输血前评估（实验室指标+临床表现） －输注过程观察情况 －有无输血不良反应，相应处置 2. 输血效果评估记录：（两次输血间） －实验室指标+临床表现，评估输血是否有效，有效方可继续输血治疗 3. 内科——医嘱、病程、输血记录单一致； 外科——手术记录、麻醉记录、术后首程、输血记录单：失血量、输血种类和数量一致

团结 奉献 求实 创新

输血前和输血时要执行双人核对制度。其中，输血时必须进行床旁双人核对。
病历书写涉及三个要点：输血病程记录、输血效果评估记录，以及全部病历文书中关于失血、输血情况的描述一致性。

临床用血审核制度要点

临床用血质控指标

系统操作注意事项

团结 奉献 求实 创新

二、临床用血质控指标

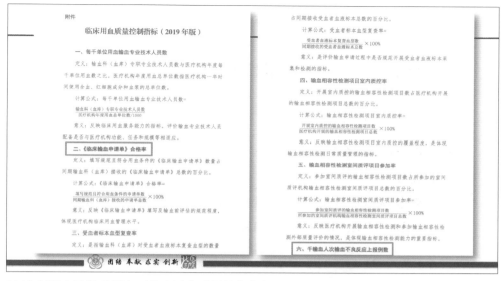

2019 年国家卫健委颁布了临床用血质量控制指标。10 个指标中，与临床医护相关的涉及 6 个。首先为《临床输血申请单》合格率，目前住院系统具备自动质控功能，因此我院住院输血申请单填写合格率基本达到 100%，但急诊填写的纸质紧急用血申请单合格率较低，需给予关注并持续改进。第二个是千输血人次输血不良反应上报例数。在实际临床工作中，输血不良反应并不罕见，但上报例数非常少。其原因可能为重视度不够未主动上报，也可能是未能够及时识别，望加强这方面的工作。

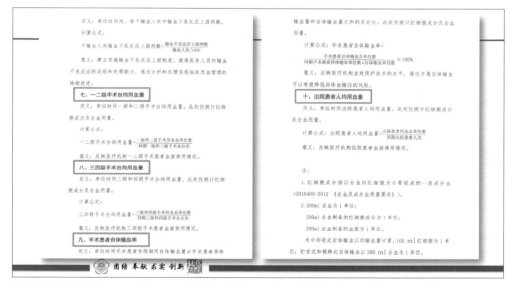

另外相关的指标为一二级和三四级手术台均用血量、手术患者自体输血率，希望临床医师牢记患者血液管理建议，执行限制性输血、一单位用血原则和追加输血原则。此外的出院患者人均用血量指标，则是评估医院整体的合理用血情况。

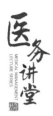

院内下一步工作重点

◆ 将合理用血指标纳入科室绩效考核
　　◆ 术中临时加配血
　　◆ 紧急抢救即刻输血

◆ 对以上病例进行回顾
　　◆ 调阅病历文书
　　◆ 复核用血指征：用血前、后血常规结果，失血量，生命体征情况等
　　◆ 查看术前评估、备血情况、用血后评估等内容

团结 奉献 求实 创新

院内下一步工作重点是将合理用血纳入科室绩效考核，主要包括术中临时加配血和紧急抢救即刻用血两方面。通过病历回顾和专家讨论，判断其用血的合理性。

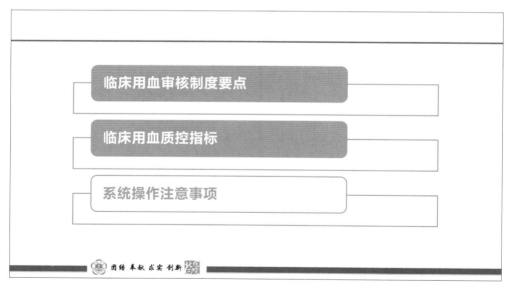

三、系统操作注意事项

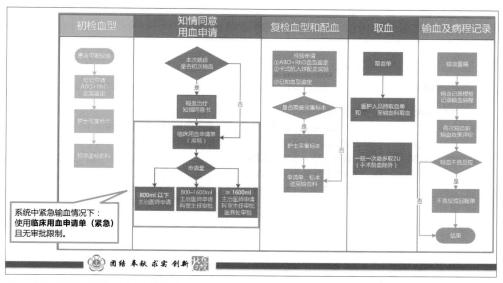

图为住院系统常规临床用血的流程图。

紧急用血与常规用血的区别在于：①所使用的申请单不同（常规／紧急）；②紧急用血无须进行逐级审批。

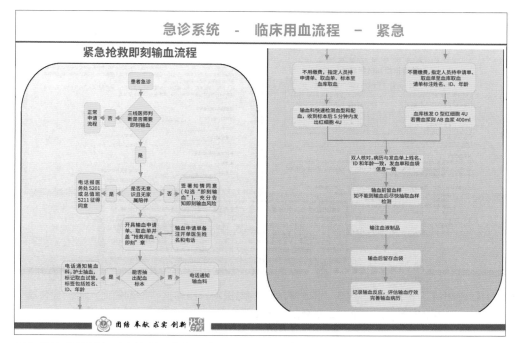

图为急诊系统紧急用血流程。提醒医师，在 ID 号可获取的情况下，用血全流程可以通过信息系统完成，不需要书写纸质文书。

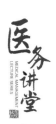
输血申请模块说明

输血模块权限	常规输血	紧急输血
住院电子病历系统中，仅主治医师及以上职称医师账户可见	一般手术备血、纠正贫血、改善凝血（包括补充凝血因子、补充凝血酶原、纠正血小板减少或功能异常）等一般情况下的用血，均属于常规输血，需填写《临床输血申请单（常规）》	仅有抢救输血、急诊手术用血等紧急情况下的用血，属紧急用血，可填写《临床输血申请单（紧急）》。 （目前为夜间值班或节假日值班期间累计申请量≥1600ml的输血申请，可以使用《紧急临床输血申请单》。但此类输血需于正常工作日持紧急输血申请单至医务处补审批。）

团结 奉献 求实 创新

关于住院电子病历系统中输血申请模块的几点说明。

仅有抢救输血、急诊手术用血等紧急情况，方可使用《临床输血申请单（紧急）》。特殊情况：夜班或节假日期间累计申请量≥1600ml的常规备血也可使用紧急申请单，但工作日需要补审批。

输血知情同意书

北 京 大 学 第 三 医 院
输血治疗知情同意书

病案号：[病案号]

| 姓名：[姓名] | 性别：[性别] | 年龄：[年龄] | 病房：[病区] |

【即刻输血】（否）

图为输血知情同意书模板，包含"即刻输血"的勾选项。当勾选"即刻输血"时，会自动显示即刻输血风险内容。望大家对患方充分告知此部分内容，并谨慎启用该抢救措施。

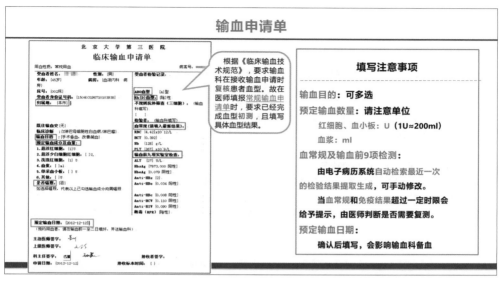

图为输血申请单模板，红色框内为需要注意的内容。

①血型，临床医师需要根据输血科回报的血型初测结果准确填写；②填写预定输血数量时须注意单位换算；③血常规结果超过半年，免疫结果超过3个月，系统会给予提示，由医师判断是否需要复测；④请准确填写预定输血日期，帮助输血科合理备血。

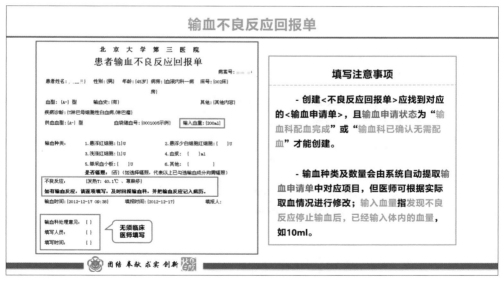

当患者发生输血不良反应时，需及时给予处理并上报输血科，上报方式为在电子病历系统输血模块中填写《输血不良反应回报单》。

回报单中须注明已输入的血量和具体的不良反应症状、体征。

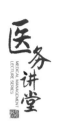
其他事项

输血前检测没有自动生成默认值？

– 只有已经执行完整流程的检验项目，才可将结果直接提取至输血相关文书中。

– 检验项目的完整流程为：

a)医生下达检验医嘱；

b)护士确认医嘱，打印检验条码；

c)检验科接收条码和样本，根据条码信息进行检验并发布报告。

– 对于已完成a)、b)步骤但未出报告的检验项目，系统会自动生成"已查未归"。

已提交但是未经确认的申请单如何主动修改？

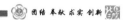

– 已提交的申请单无法直接修改，需要由输血科或医务处拒绝后方可修改。

– 当24小时内累计申请量＜1600ml时，可电话联系输血科(分机电话:7616)拒绝。

– 当24小时内累计申请量≥1600ml时，可电话联系医务处(分机电话:5201)拒绝。

– 相关部门拒绝后，医师可于左侧列表选择该申请单，点击界面上方"申请编辑"，修改错误内容，再点击"提交拒绝申请单"。

团结 奉献 求实 创新

其他注意事项：

①仅有已经执行完整流程的检验项目，才可将结果自动提取至相关文书中；②已经提交的输血申请单仅能通过输血科或医务处拒绝的方式进行修改。

其他事项

为什么无法新建输血申请？

- 检查患者历次输血申请单状态
- 申请在以下几种状态无法新建

状态	处理方法
申请未提交	签字齐全，进行提交
输血科已拒绝	再次编辑申请单后提交，或删除后新建
医务处驳回	再次编辑申请单后提交，或删除后新建
待医务处审批	电话联系医务处，分机电话：5201

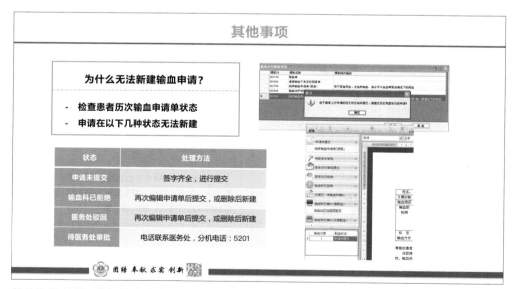

团结 奉献 求实 创新

其他注意事项：常规输血申请单在4种状态下无法新建，此时应在系统中左下角（红框内）查看输血申请单所处状态，而后参照幻灯左侧的处理方法进行处理。

医务人员应严格遵守相关管理制度，完善输血前评估工作，按照输血适应证申请与审核用血，注意节约血液资源，合理应用，杜绝不必要的输血，并保证患者临床用血全过程记录无缺失。

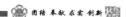

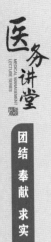

培训效果评估问卷

1. 以下哪些用血关键环节顺序是<u>错误</u>的？ ［多选题］

　　□ ①输血治疗知情同意→②适应证判断→③用血申请→④配血
　　□ ①适应证判断→②输血治疗知情同意→③用血申请→④配血
　　□ ③配血→④用血申请→⑤取血发血→⑥临床输血
　　□ ⑤取血发血→⑥临床输血→⑦输血中观察→⑧输血后管理

2. 输血指征包括： ［多选题］

　　□ 无特殊情况，血红蛋白 <60g/L
　　□ 急性冠脉综合征患者：血红蛋白 <80g/L
　　□ 内科患者：血小板计数 $<10×10^9$/L 或 WHO 出血分级 ≥ 2 级
　　□ 须进行中心静脉导管置入或骨髓穿刺患者：血小板计数 $<20×10^9$/L
　　□ 外科手术和内镜下治疗性操作患者：血小板计数 $<50×10^9$/L
　　□ 外科手术患者：血小板计数 $<100×10^9$/L，有自发性出血

3. 在明确输血指征的情况下，医师还须执行的输血前检测项目包括：［多选题］

　　□ 肝功能
　　□ 乙肝五项
　　□ 甲状腺功能
　　□ HCV
　　□ HDV
　　□ HIV
　　□ ABO 血型
　　□ 血生化
　　□ 梅毒抗体
　　□ Rh 血型

4. 需要入病历保存的输血相关文书包括：[多选题]

  ☐ 输血治疗知情同意书

  ☐ 临床输血申请单

  ☐ 输血病程记录和效果评估记录

  ☐ 临床输血记录单

  ☐ 输血不良反应回报单

  ☐ 取血单

5. 以下关于逐级审批制度描述<u>错误</u>的是：[多选题]

  ☐ 须由主治医师或以上级别方可提出输血申请

  ☐ 24 小时内累计备血量 <800ml，可直接备血

  ☐ 24 小时内 800ml ≤累计备血量 <1600ml，须由科主任审批方可备血

  ☐ 24 小时内累计备血量≥ 1600ml，须在科主任审批基础上，医务处审批，
     紧急输血亦不例外

6. 双人核对制度包括哪些内容？[多选题]

  ☐ 2 名医护人员同时进行

  ☐ 核对交叉配血报告、血袋标签

  ☐ 检查血袋有无破损、渗漏，血液颜色是否正常

  ☐ 检查血液制品和输血装置是否在有效期内

  ☐ 核对患者基本信息、血型，与配血报告是否匹配

7. 以下关于输血相关病历的描述，<u>错误</u>的是：[多选题]

  ☐ 每次输注红细胞均须书写输血病程记录，输注血小板和血浆可不书写

  ☐ 两次输血之间应当书写输血效果评估记录，认为输血有效方可继续输血
     治疗

  ☐ 手术记录与麻醉记录中失血量、输血种类和数量描述应保持一致

  ☐ 输血病程记录中应包括：输血原因 / 指征、输注血型、成分和数量，输
     血过程中有无不良反应

  ☐ 发生输血不良反应须及时处理，仅严重不良反应须填写《输血不良反应
     回报单》

8. 以下属于 2019 年版《临床用血质量控制指标》的是：［多选题］

☐ 《临床输血申请单》合格率
☐ 千输血人次输血不良反应上报例数
☐ 一二级手术台均用血量
☐ 三四级手术台均用血量
☐ 手术患者自体输血率
☐ 出院患者人均用血量

9. 夜间值班或节假日值班期间累计申请量 ≥ 1600ml 的输血申请，应使用：［单选题］

○ 《临床输血申请单（常规）》
○ 《临床输血申请单（紧急）》

10. 在系统中，已提交但是未经确认的申请单如何修改？［多选题］

☐ 可申请编辑，直接修改
☐ 当 24 小时内累计申请量＜ 1600ml 时，可电话联系输血科（分机电话：7616）拒绝，之后申请编辑修改
☐ 当 24 小时内累计申请量 ≥ 1600ml 时，可电话联系医务处（分机电话：5201）拒绝，之后申请编辑修改

11. 以下哪种情况无法在系统中新建常规输血申请单？［多选题］

☐ 有未提交的输血申请单
☐ 有输血科拒绝的输血申请单
☐ 有医务处驳回的输血申请单
☐ 有待医务处审批的输血申请单

12. 可以通过以下哪些方面措施减少或避免术中临时加配血：［多选题］

☐ 重视术前评估，尽量准确预估术中用血情况
☐ 加强下级医师培训，做到术前及时、合理备血
☐ 从患者安全角度出发，不在未合理备血情况下冒险实施择期手术
☐ 尽量准确评估术中失血量，严格掌握输血指征

□ 采取限制输血策略，降低输血后血红蛋白期望值

13. 关于紧急抢救即刻输血，描述错误的是： ［多选题］

□ 仅限于抢救生命，且无法等待血型检测和交叉配血的情况

□ 须交费，无须建病历

□ 必须由三线医师启动

□ 在可以取得患方同意的情况下，必须签署《输血知情同意书》，并勾选"输血即刻"选项

□ 急诊患者，统一使用输血申请单，且须由三线医师盖章，并加盖相关抢救用血专用章

□ 血样采血管外必须注明患者基本信息：姓名 + 年龄

□ 须由家属携带血标本 + 申请单 + 取血单至输血科等待取血

□ 输血后须补记相关病历文书和登记表、补办相关手续

14. 疑似发生输血不良反应，初步处理原则及顺序是： ［单选题］

○ 检查患者生命体征→停止输血→维持静脉通路→重新核对患者→通知医生和输血科

○ 停止输血→维持静脉通路→检查患者生命体征→重新核对患者→通知医生和输血科

○ 停止输血→通知医生和输血科→维持静脉通路→检查患者生命体征→重新核对患者

15. 输血不良反应包括： ［多选题］

□ 体温≥ 38℃或者较输血前升高≥ 1 ℃

□ 皮疹、瘙痒

□ 呼吸困难

□ 黄疸、血红蛋白降低、腰背疼痛、酱油色尿等

□ 低血压

□ 血小板减少

□ 特征性皮疹、腹泻、发热、肝大、肝功能异常、骨髓再生障碍性贫血、全血细胞减少

第五讲
聚焦危急值

团结　奉献　求实　创新

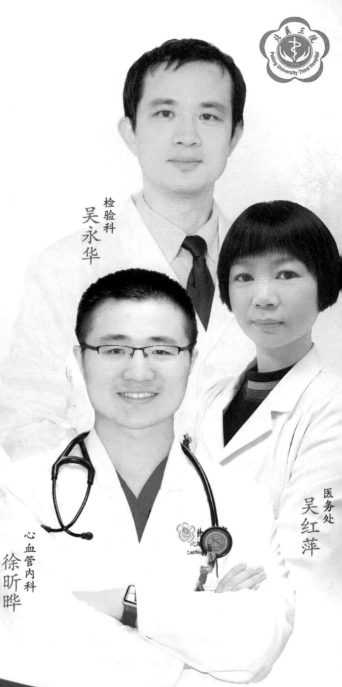

聚焦危急值

医务讲堂

检验科
吴永华

心血管内科
徐昕晔

医务处
吴红萍

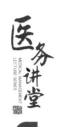

引 言

　　危急值指提示患者可能处于生命危急状态的检查、检验结果，临床医护人员根据情况需要给予积极干预措施或治疗。而危急值的概念最早于 1972 年提出，20 世纪 90 年代传入中国。2007 年起，我国将危急值报告列入患者安全目标。2016 年国家卫健委颁布《医疗质量管理办法》，将危急值报告制度正式纳入 18 项医疗质量安全核心制度之一。

　　北京大学第三医院一直非常重视危急值管理工作，2011 年制定颁布《北京大学第三医院"危急值"报告制度》，明确了涉及检验、心电、超声、病理、放射等专业 60 余项危急值项目和相关工作流程，并制定下发统一的危急值记录本。随后，根据上级部门的要求和相关标准、行业规范和指南，结合实际工作需要，定期征求临床科室意见，对制度进行不断更新完善。2012 年起我院启动危急值管理相关信息化建设，率先在信息系统中实现了医护双通路模式下的住院患者检验相关危急值闭环管理。在医技科室与临床科室共同讨论决定危急值项目和阈值基础上，开创性地在危急值报告流程中增加"医师判断是否为危急值"环节，从而最大限度地贴近临床实际工作需求，以提高危急值报告的有效性。近年来，我院在信息化建设助力下已实现住院电子病历系统、门诊系统、急诊系统、医院微信企业号和医院微信服务号等多通路危急值闭环管理功能，可由医护和患方共同接收危急值提醒，从而切实保障门急诊和住院患者的诊疗安全。

　　为帮助临床医护人员了解危急值报告制度制定的背景、具体要求、工作流程，并了解流程中可能出现的问题和应对措施，掌握处理常见危急值的临床思路和方法，我们邀请了检验科的教学副主任吴永华、心血管内科副主任医师徐昕晔和医务处主管危急值工作的吴红萍副主任担任讲者，分别从危急值报告的发出者、危急值报告的接收者，以及危急值报告制度的制定和执行监管者 3 个不同角度进行讲解。培训在院科两级体系下进行，培训对象主要为门急诊和病房的一线医护人员。培训中，我们强调了危急值项目和阈值的制定和修订需要临床、医技和管理部门的共同参与，并鼓励临床一线人员针对工作中遇到的问题就危急值项目和阈值给出合理化建议，由此保障危急值报告制度的科学性和可执行性。

日常管理工作中，医务处会根据危急值记录本和系统中的危急值报表定期抽查临床病历书写情况，监控临床医师对危急值处理的及时性和处理效果评估情况，据此进行危急值质量管理。同时，当接到临床反馈的漏报、错报危急值报告时，会即刻启动医技科室的自查工作，以寻找工作流程和人员管理中的不足，持续改进。

完善的危急值报告制度和医护人员的有效落实是保障急危重症患者医疗安全的重要基础，希望在临床科室、医技科室和职能部门的共同努力下，危急值结果能够快速、准确、有效报送，并被医护人员及时、精准地接收、判断并给予处理。随着医务工作者对患者安全文化内涵的理解日趋深入，相信危急值管理也将在医疗质量管理工作中占据越来越重要的位置。

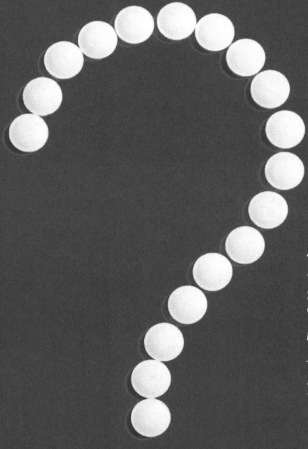

危急值的临床应答和闭环管理

心血管内科　徐昕晔

危急值闭环管理
- ●哪些情况可以判定为非危急值？
- ●危急值的处理流程
- ●危急值处理过程中的临床思维
- ●病历书写的重要性

常见心内科电生理危急值

特殊的临床"危急值"——晕厥

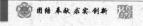

危急值的临床应答和闭环管理

心血管内科　徐昕晔

危急值——指当出现这种实验和检查结果时，患者可能处于生命危急的边缘状态，或可能引起重大公共卫生事件，需要临床紧急处理。

Call for action！

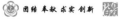

危急值的定义。

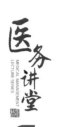

危急值闭环管理

- 提高应答速度，改善救治效率
- 减少临床疏漏，保证患者安全
- 流程清晰可溯，保障医护权益

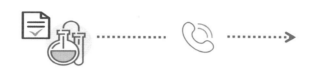

作为医疗质量安全核心制度之一，危急值报告制度对于临床工作有着重要的意义。

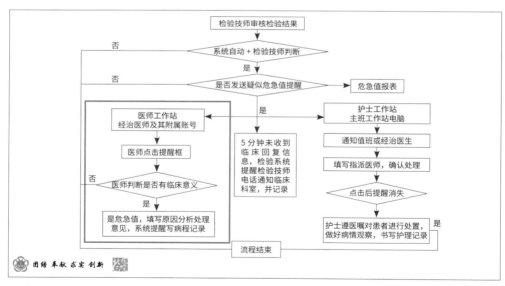

以我院住院检验危急值报告流程为例。其中红色框内的，是涉及临床医师的环节。

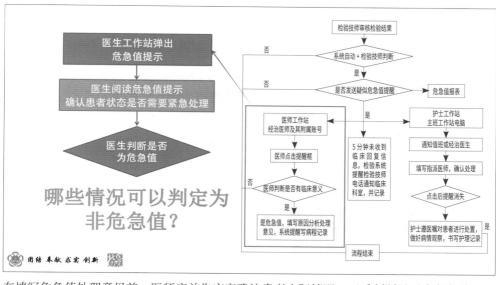

在填写危急值处理意见前，医师应首先床旁确认患者实际情况，而后判断是否为危急值。那么，哪些情况可以判定为非危急值呢？

既往已经存在，且不需要紧急处理

血肌酐	Cr	≥ 1000 μmol/L肾脏内科： · 所有患者 ≥ 1500μmol/L均报危急值； · 1000≤肌酐 < 1500μmol/L时，肾内透析病房不报危急值； · 其他患者查看历史记录：历史记录未有过 ≥ 1000μmol/L者报危急值； · 历史记录有过 ≥ 1000 μmol/L者不报危急值

长期慢性情况：肾衰竭患者————长期肌酐升高

原发性醛固酮增多症患者————长期低钾

心力衰竭患者————射血分数减低

再生障碍性贫血患者————长期血细胞减低

……

关注患者合并疾病了解患者既往结果（外院结果）

主要包括两种情况：

其一，患者既往存在，本次检查为既往状况的延续，不需要紧急处理。常见的如慢性肾衰竭患者的血肌酐项目等。

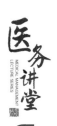

符合治疗反应，且不需要紧急处理

血小板计数	PLT	• ≤ 50×10⁹/L或 ＞ 1000×10⁹/L； • 血液内科、肿瘤化疗与放射病科：血小板≤15×10⁹/L
白细胞计数	WBC	• ≤ 2.0×10⁹/L或 ＞ 30×10⁹/L； • 新生儿 ≤ 5.0×10⁹/L • 血液内科：＜1.0×10⁹/L和＞50×10⁹/L • 肿瘤化疗科：＜1.0×10⁹/L或≥30×10⁹/L
活化部分凝血活酶时间	APTT	≥ 100s

使用骨髓抑制药物，符合预期的血细胞减低

使用抗凝药物，符合预期的凝血功能异常

······

了解患者的治疗方案、病情转归

团结 奉献 求实 创新

其二，结果符合我们对于病情和治疗反应的预期，且不需要紧急处理。如使用骨髓抑制药物情况下的血细胞减低等。

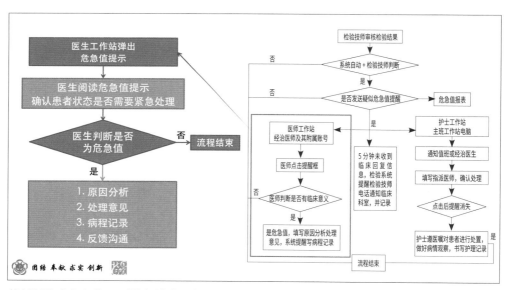

若判断为非危急值，则流程结束。若判断为危急值，则按照图述四点进一步处理。实际上该处理过程不仅限于危急值的处理，而应贯穿于所有检验结果回报的分析中。

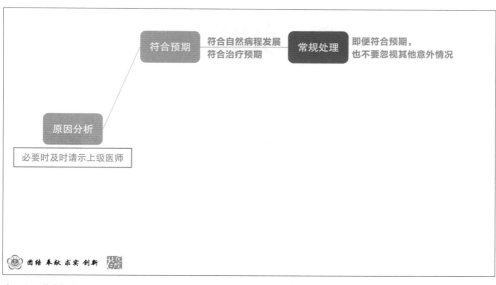

在原因分析时，由于危急值报告通常先由一线医师接收，并且可能危及患者生命，所以当一线医师对原因分析存在困难，就需要及时请示上级医师。

对于符合预期的危急值，也不要忽视意外情况。

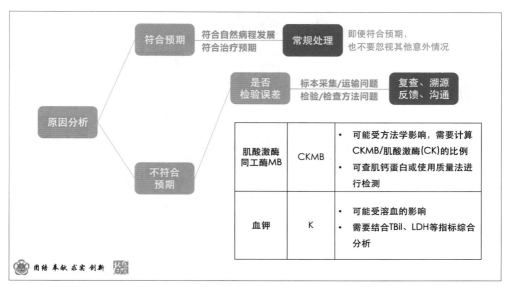

对于不符合预期的危急值，有三种情况需要考虑。首先，结果是否存在误差？

可能导致结果误差的因素包括标本采集（输液侧采血）、运输问题、检验/检查方法问题（如CKMB、血钾）等。此时要积极与护理或医技科室人员沟通反馈，必要时复查该项目。

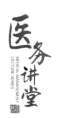

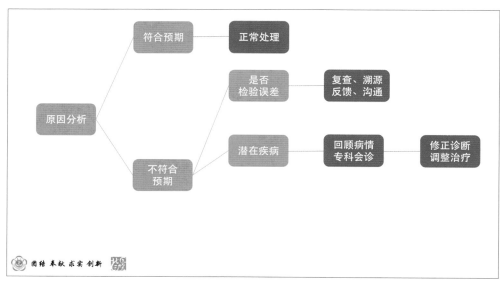

当认为检验结果可信时，就要考虑患者是否存在潜在疾病。通过回顾病情，必要时邀请其他专科会诊来修正诊断、调整治疗。

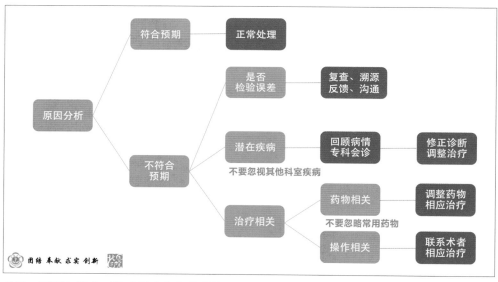

最后，不要忽略由于治疗导致危急值的情况。对药物不良反应，特别是常用药物的不良反应需给予关注。要仔细查阅药品说明书，必要时调整用药；此外不要忽略任何操作导致并发症的可能性。

病历记录

包括：1. 危急值处理记录

　　　 2. 处理效果记录

- 判断危急值是否得到及时、正确处理的重要依据
- 对于后续治疗，具有重要的指导意义
- 对于病情回溯，具有重要的参考价值

非常重要！

团结 奉献 求实 创新

危急值处理之后的病历记录是闭环管理中的重要环节！包括危急值病程记录和处理效果评估记录两部分。

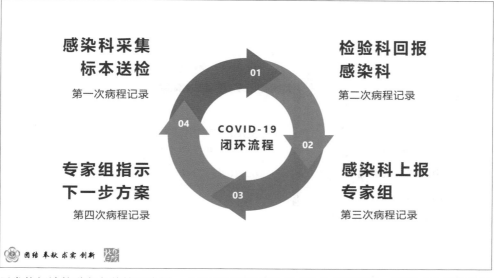

感染科采集标本送检

第一次病程记录

检验科回报感染科

第二次病程记录

专家组指示下一步方案

第四次病程记录

感染科上报专家组

第三次病程记录

COVID-19 闭环流程

团结 奉献 求实 创新

以发热门诊核酸危急值管理为例。多次病程保证了诊疗信息的完整记录，同时专家组因为及时得到数据反馈而缩短了给出指导意见的时间。完善的病历保障了医疗过程的可追溯，并为各个环节的质控提供依据。

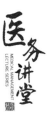

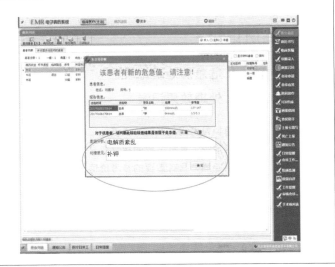

1. 判断是否属于危急值

2. 填写原因分析和处理意见

实际工作中，在接到系统中的危急值提示后应首先床旁确认患者情况，确保患者安全，并对危急值进行及时的处理。而后再处理系统弹框，填写相关信息。

使用预置"危急值病程记录"**模版，可以直接导入危急值信息**

- 规范格式，避免漏项
- 格式化数据，
  利于抓取、统计及改进

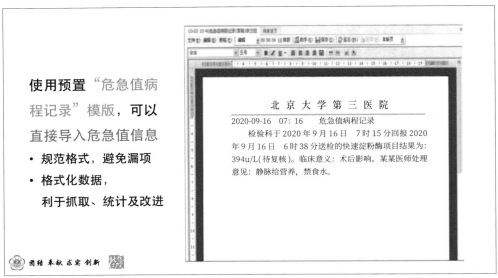

最后，利用系统中的模板和自动导入功能，方便、快捷地完成危急值病程记录书写。

常见心内科电生理危急值

快速性心律失常

缓慢性心律失常

迅速导致
死亡/血流动力学不稳定，
需要紧急处理

特殊类型心律失常

 团结 奉献 求实 创新

心内科危急值通常为电生理危急值。因可能在短时间内导致血流动力学不稳定甚至死亡，所以需要紧急处理。

快速性心律失常

危急值内容　① 心室扑动、心室颤动。

　　　　　　② 室性心动过速，连续出现宽QRS波群5个或5个以上。

　　　　　　③ 尖端扭转型室性心动过速，多形性室性心动过速，双向性室性心动过速。

　　　　　　④ 各种类型室上性心动过速心室率≥150次/分。

　　　　　　⑤ 心房颤动伴心室预激。

 团结 奉献 求实 创新

快速性心律失常。

247

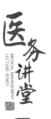

缓慢性心律失常

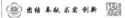

危急值内容　　　① 严重心动过缓、高度及三度房室传导阻滞，平均心室率≤40次/分。

　　　　　　　　　② 长RR 间期伴症状≥3.0 s；无症状≥5.0 s。

缓慢性心律失常。

特殊类型心电危急值

危急值内容　　　① 提示严重低钾血症的心电图表现

　　　　　　　　　② 提示严重高钾血症的心电图表现

　　　　　　　　　③ 疑似急性肺栓塞的心电图表现

　　　　　　　　　④ QT 间期延长：QTc≥550 ms

　　　　　　　　　⑤ 显性T 波电交替

　　　　　　　　　⑥ R on T 型室性早搏

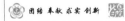

特殊类型心电危急值。目前临床上日益重视 QT 间期延长，因其经常与恶性心律失常相关。

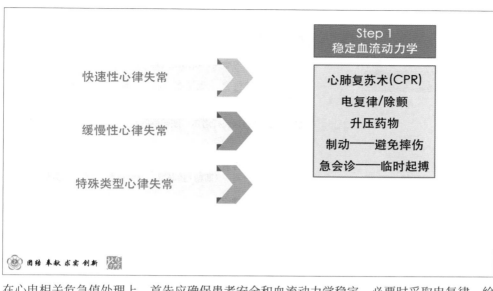

在心电相关危急值处理上，首先应确保患者安全和血流动力学稳定。必要时采取电复律、给予升压药物、制动，以及请心内科急会诊安装临时起搏器等措施。

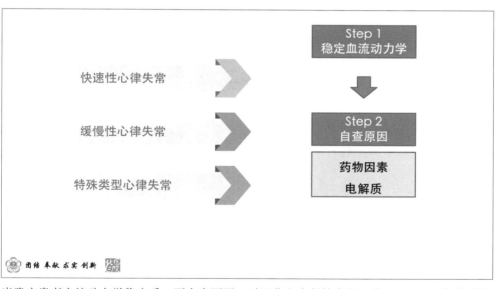

当确定患者血流动力学稳定后，要自查原因。对于非心内科的专科，常见原因主要包括药物因素（药物不良反应）和电解质两方面。

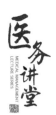

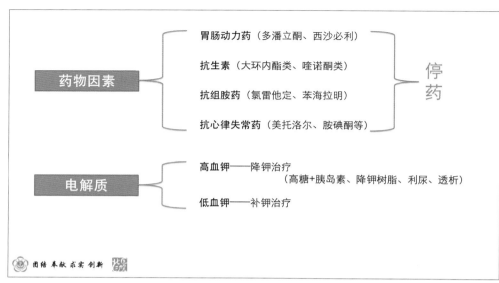

容易诱发心律失常的药物大多为常用药物，在临床工作中一定不要忽略。
而电解质方面，则建议尽量将血钾浓度保持在 4.0~4.5mmol/L。

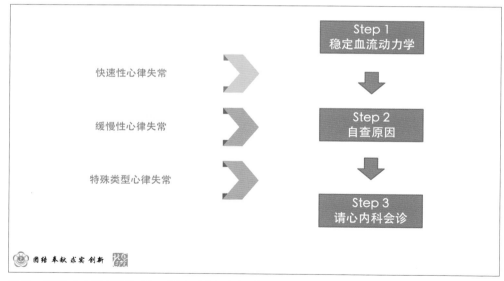

最后，无论自查的原因如何，都需要请心内科进行会诊，并完善病程记录。

特殊的临床"危急值"——晕厥

- 肿瘤、妊娠、高龄等高凝状态患者晕厥——警惕急性肺栓塞
- 服用抗凝药、消化道基础病/肿瘤患者晕厥——警惕消化道出血、脑出血。
- 运动相关晕厥——警惕梗阻性肥厚型心肌病、重度主动脉瓣狭窄、重度肺动脉高压、儿茶酚胺敏感性室性心动过速、左主干重度狭窄。
- 无诱因晕厥——警惕严重缓慢性心律失常、少见快速性心律失常。
- 突发胸痛伴晕厥——警惕主动脉夹层、肺栓塞。

团结 奉献 求实 创新

对于可能提示潜在严重临床情况的症状或体征，也应提高临床敏感度，建议按照危急值的闭环管理模式进行管理。晕厥就是其中一个需要高度关注的情况。

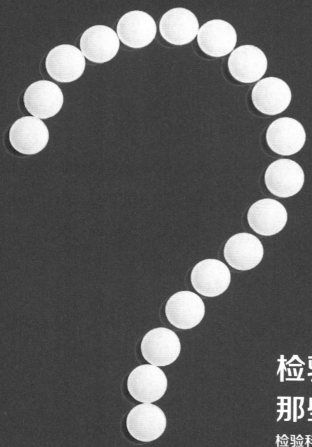

检验科危急值
那些事儿

检验科　吴永华

危急值的由来
相关流程及现状
问题及可能的解决方案

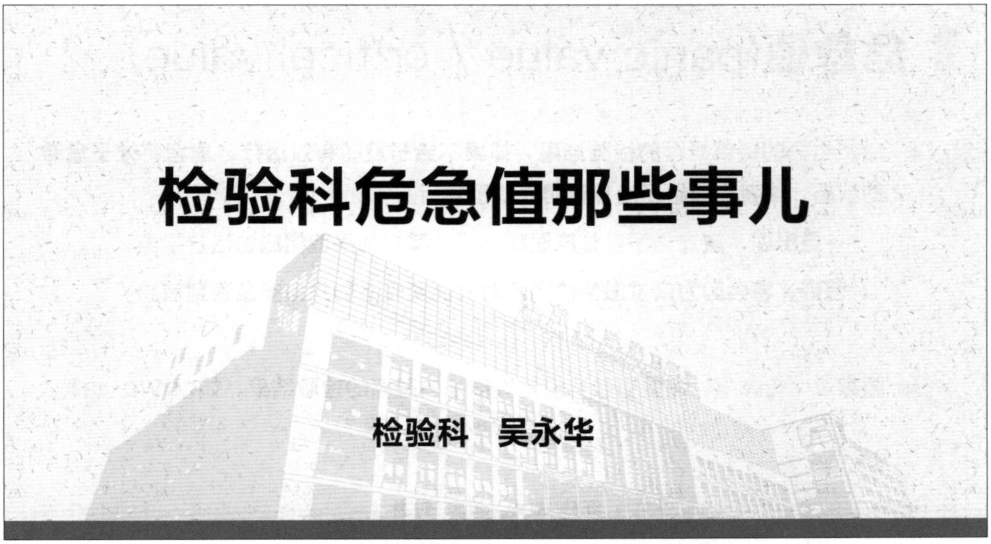

第一讲
会诊那些事儿

第二讲
首诊负责制

第三讲
感染防控 三线不逾

第四讲
实战用血

第五讲
聚焦危急值

检验科危急值那些事儿

检验科　吴永华

▋ 概述

- ● **危急值的由来**

- ● **相关流程及现状**

- ● **问题及可能的解决方案**

首先回顾危急值的由来。

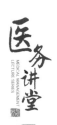

危急值(panic value / critical value)

- 危及生命的极度异常的检验结果，如果不给予及时有效治疗，患者将处于危险的状态，或者立即给予治疗可明显改善预后。

  一旦出现，应立刻报告临床医师，提醒其立刻采取相应的治疗措施；

  否则，将会因为错过最佳的治疗时机而使患者的生命安全受到威胁。

- 国家重大传染病，需要引起我们足够重视的患者的检验结果，如COVID-19等。

危急值最早于 1972 年提出，最初仅针对异常的检验结果。
2007 年起，影像学、心电图等指标逐渐被纳入危急值的范畴。

危急值相关政策法规

- 国内外相关法规对危急值有明确的要求。危急值报告已列入实验室认可要求。
- 20世纪90年代，危急值概念进入中国。2007年起，国家卫健委将危急值报告列入患者安全目标，要求各级医疗机构制定适合本单位的危急值项目和危急值报告制度，对危急值报告项目实行严格质量控制并能提供咨询服务。

《关于印发医疗质量安全核心制度要点的通知》(国卫医发〔2018〕8号)

ISO 15189:2012 Medical laboratories: particular requirements for quality and competence. Geneva: ISO; 2012.

在政策法规层面，危急值管理是医院医疗质量管理和评价中的重要内容之一。

危急值项目选择

- 不同的实验室间纳入的危急值项目差异很大。**CAP**显示，常规化学和临床血液学危急值项目范围变化最大。

- 我国卫健委在患者安全目标中明确要求，至少须将血钙、血钾、血糖、血气、白细胞计数、血小板计数、凝血酶原时间、活化部分凝血活酶时间列为危急值项目。

中国医院协会　患者安全目标（2019版）
中华医学会检验医学分会等　急诊检验能力建设与规范中国专家共识（2020）

凝血：	PT
	APTT
	Fib
血常规：	Hb
	PLT
	WBC
黄疸：	Tbil
电解质：	K
	Na
	Ca
	Mg
肾功能：	Cr
血糖：	Glu
艾滋病相关：	Anti-HIV
微生物：	无菌体液培养

右侧为我院目前纳入危急值管理的检验项目。

危急值项目确定

急诊科、ICU、CCU、麻醉科、肾脏内科、血液内科等

临床科室

检验科

危急值

护理部

其他行政管理部门

其他相关部门

✓ 凡是满足"结果的异常偏离可提示患者生命处于危险状态"这一条件的检验项目；

✓ 以卫健委临床检验中心组织的全国性的现况调查为基础，建立危急值项目；

✓ 公开发表的文献、资料等中推荐的危急值项目；

✓ 患者安全目标要求开展的危急值项目；

✓ 根据具体医院临床科室的特点建立危急值项目

实际工作中，各医院间危急值报告的项目以及正常值的范围可能会略有差异。而其项目确定也需要临床科室和相关职能部门共同参与。

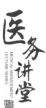

概述

- 危急值的由来

- 相关流程及现状

- 问题及可能的解决方案

相关流程及现状。

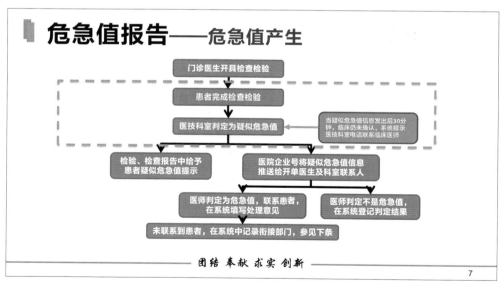

以门诊检验为例，我院危急值产生及报告流程如图所示。其中红色框内为涉及检验科的环节。

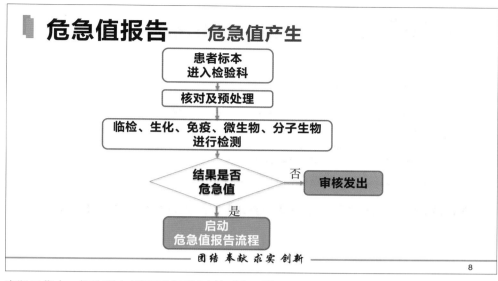

实际工作中，检验科内部还经过了标本核对和预处理、分组等流程，最后我们会判断结果是否为危急值。判断为是时，启动危急值报告流程。

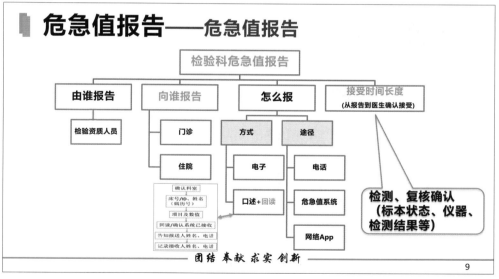

检验危急值报告流程：

由具有检验资质人员，向门诊患者的开单医师/科室专员/患方，和住院患者的经治医师和主班护士进行报告。

而接收人工电话报告危急值的医护人员应回读结果，避免差错。

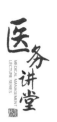
危急值报告——未报出原因分析

Reason for unreported critical value (973 / 1589 Labs, China)	Occurrence (N)		
	Inpatient	Outpatient	Stat patient
Reporting omission caused by laboratory staff	11	32	49
Communications equipment failure to connect	104	51	37
Uncompleted application form without contact information of clinician	82	66	44
Uncompleted application form without contact information of outpatient	0	11	0

危急值未报出的主要原因：通讯故障（含Lis）、无临床医师联系方式及遗漏。

团结 奉献 求实 创新

10

通过对 2015 年全国多家临床实验室数据的分析，得出危急值未报出的前三位原因：通讯故障、无临床医师联系方式和遗漏。

概述

- 危急值的由来

- 相关流程及现状

- 问题及可能的解决方案

团结 奉献 求实 创新

11

问题及可能的解决方案。

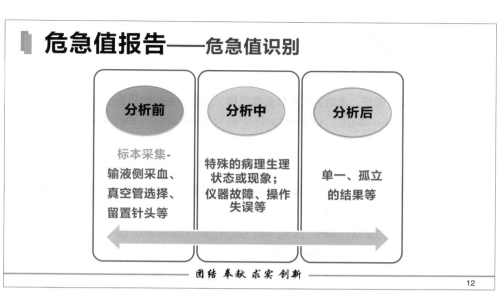

危急值报告——危急值识别

分析前	分析中	分析后
标本采集-输液侧采血、真空管选择、留置针头等	特殊的病理生理状态或现象；仪器故障、操作失误等	单一、孤立的结果等

12

分析前、分析中、分析后的多种因素均可能对危急值的产生带来影响。其中，分析前因素影响相对较大。

危急值报告——危急值识别

案例1

EDTA 引起的假性血小板减低

女性，36岁，门诊就诊。
血常规：PLT 34×10⁹/L，其余项目正常。检查标本无凝块，询问抽血过程顺利。

处理：

1.重复检测；

2.血涂片瑞氏染色；

3.嘱重新抽血，PLT 232×10⁹/L（紫/蓝管）。

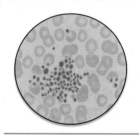

13

案例1：实际为乙二胺四乙酸（EDTA）引起的假性血小板减低。虽然不是真正的危急值，但检验科与临床科室的沟通，实际也是在危急值管理模式下进一步分析查找原因，并最终解决临床问题的过程。

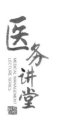

危急值报告——危急值识别

输液侧采血

案例2

男，11岁，肱骨骨折。术后第二天复查血常规、凝血、生化均显示**多个项目危急值**。
APTT：73s↑，Hb：48g/L↓（入院132g/L），K^+ 2.22mmol/L↓，Ca^{2+} 0.85mmol/L↓；
TP 29.8 g/L↓，ALB 20.0g/L↓。

处理：

1. 与临床联系，告知患者术中出血约10ml，患者面色红润，生命体征正常，危急值与临床不符，遂重新抽血复查。

2. 复查的结果均正常：APTT 20.9s，Hb 130g/L，K^+ 3.84mmol/L，Ca^{2+} 1.98mmol/L。Na^+ 147.3mmol/L，TP 71.7g/L，ALB 42.0g/L。

团结 奉献 求实 创新

14

案例2：输液侧采血导致的假性危急值。此为临床代表性案例之一，本身并不是危急值，但可能也会启动危急值的处置流程。

危急值报告——危急值识别

案例3

危急值不容忽视！

女性，24岁，平素体检，因稀便就诊。

血常规：PLT 24×10^9/L。 检查标本无凝块，询问抽血过程顺利。

其余检查均正常，仅血清IgE略高。

处理：

1.复查无误；

2.择日复查仍旧偏低；

3.考虑病因不明，有自发出血可能，同时进行自身抗体等其他血清学检查，后诊断为结缔组织病。

团结 奉献 求实 创新

15

案例3：虽然本案例的检验结果不严格符合危急值定义，但在危急值管理模式下，临床医师、检测人员和患者都很重视并积极寻找原因，最终明确诊断，为患者的诊治赢得了宝贵时间。

危急值报告的监控、评估与调整

Report of Critical value	Y	N
Different rules: First-time patient vs. a repeat patient sample	60%	40%
Morphology parameters reported for critical values	95.6%	(4.4%)
Read back: Communication of critical values	90%	10%
Directly involved with the patient's care	79%	21%
Frequency of review of critical values	50% (91) /1y	17% (9) /2y

血细胞危急值报告流程需要有行业标准及共识。

Morphology	Percent of labs reporting results as critical (*n* = 174)
	Malaria: 94%
	Parasites other than malaria: 84%
	Blast cells: 74%
	Sickle cells: 48%

团结 奉献 求实 创新

16

此外，还有一类危急值属于形态学范畴，如血细胞形态。对于该类危急值的评估临床也有一定的需求，但实验室及医疗机构间报告差异很大，需要有行业的标准及共识。

危急值报告的监控、评估与调整

✓ **定期评估**危急值项目、界限、报告路径及报告时间长度的适宜性；

✓ 在日常监测和定期评估的基础上，咨询临床专家，结合指南、行规及文献报道，**定期**对危急值的范围进行**调整**；是一个实验室与临床协作的严谨、持续不断的改进过程；

✓ 慎重调整，并在一定期限内进行**临床随访**，以提高工作效率，促进患者安全。

高效、实用的危急值！

团结 奉献 求实 创新

17

危急值的管理需要医技科室、临床科室以及职能处室协作完成，是需要定期评估、定期调整并且进行临床随访的持续改进过程。

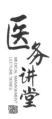

危急值的进展

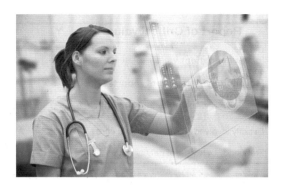

✓ **大数据分析**

✓ **多项指标关联评估**

团结 奉献 求实 创新

未来希望借助大数据分析建立诸如动态危急值管理、多项指标关联评估等新的工作模式，以期获得更高效、更实用的危急值管理，从而更好地保障医疗安全。

参考文献

1. Wagar EA, Stankovic AK, Wilkinson DS, et al. Assessment monitoring of laboratory critical values: a College of American Pathologists Q-Tracks study of 180 institutions. Arch Pathol Lab Med, 2007,131(1):44-49.
2. Lundberg GD. When to panic over abnormal values. Med Lab Observer, 1972,4(1):47-54.
3. 中华医学会检验医学分会, 中国医师协会急诊医师分会, 解放军急救医学专业委员会. 急诊检验能力建设与规范中国专家共识. 中华检验医学杂志, 2020,43(1):1-27.
4. 中华医学会检验医学分会临床实验室管理学组. 医学检验危急值报告程序规范化专家共识. 中华检验医学杂志, 2016,39(7): 484-486.
5. Fei Y, Zhao H, Wang W, et al. National survey on current situation of critical value reporting in 973 laboratories in China. Biochem Med (Zagreb),2017,27(3):1-10.
6. Reese EM, Nelson RC, Flegel WA, et al.Critical Value Reporting in Transfusion Medicine: A Survey of Communication Practices in US Facilities. Am J Clin Pathol,2017,147(5):492-499.
7. McFarlane A, Aslan B, Raby A, et al.Critical values in hematology. Int J Lab Hematol,2015,37(1):36-43.

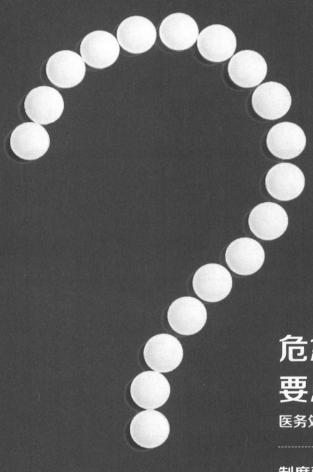

危急值报告制度
要点及报告流程

医务处　吴红萍

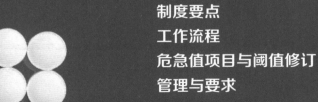

制度要点
工作流程
危急值项目与阈值修订
管理与要求

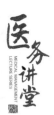

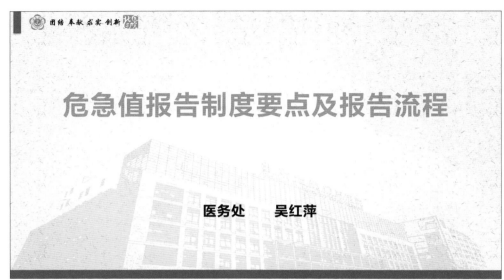

危急值报告制度在2016年颁布的《医疗质量管理办法》中首次被纳入医疗质量安全核心制度，是18项核心制度之一。

危急值报告　制度要点

定义

指对提示患者处于**生命危急状态**的检查、检验结果建立复核、报告、记录等管理机制，以保障患者安全的制度。

基本要求

1.建立住院和门急诊患者危急值报告具体管理流程和记录规范，确保信息准确、传递及时，各环节无缝衔接且可追溯。

2.制定危急值项目表及界限值并定期调整。

3.出现危急值时，出具检验检查结果报告的医技部门报出前，应双人核对确认，夜间或紧急状态下可单人双次核对。

4.临床科室接收到危急值信息的人员应准确记录、复读、确认危急值结果，并立即通知相关医师。

危急值界定与设置

医技科室与临床科室、职能部门充分沟通，**根据收治患者的病情特点，并结合行业指南，**设定符合实际需要的危急值项目和阈值。

国家卫健委在 2018 年颁布了《医疗质量安全核心制度要点释义》，其中对危急值报告制度的定义、基本要求、危急值界定与设置都给出了明确的要求。

危急值提示患者处于生命危急状态，需要及时应对和正确处理，来保障患者安全。

危急值报告　制度要点

危急值的发出

1.报出危急值前，应双人核对确认危急值结果，夜间或紧急状态下可单人双次核对；

2.门急诊患者，直接通知经治医师、门诊联系人及患者本人；

3.住院患者，同时向医生工作站和护士工作站**发送危急值。**

首查负责制

1."谁报告谁记录，谁接收谁记录"不得以任何理由延误危急值报告；

2.医技科室电话向临床科室报告危急值，在规定时限内无人接听和应答，应迅速向医务处（分机电话：5202），节假日或夜间向总值班（分机电话：5000）报告。

接到危急值后的处理

1.核对信息
核实危急值报告结果、核对患者基本信息。

2.记录信息并报告医师
电话接听危急值的，应及时将患者姓名、病案号、危急值项目及结果、报告人及报告时间（分钟）等信息记录于《危急值记录本》。核对后，应立即报告值班医师或经治医师。

3.临床处置
接报医师应立即诊查患者，遵循急危重症患者抢救流程，并及时书写病程记录，做好交接班工作。

4.复查
处理后应适时复查**相关项目，形成闭环管理。**

在临床工作中，危急值的发出和接收都应遵循相关工作流程，并严格遵守首查负责制。

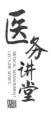

制度要点

工作流程

危急值项目与阈值修订

管理与要求

为了保障医疗质量和患者安全，我院也梳理、制定了详细的工作流程。并在信息化的支持下，努力确保危急值顺利、通畅、有效地传递给临床医护人员。

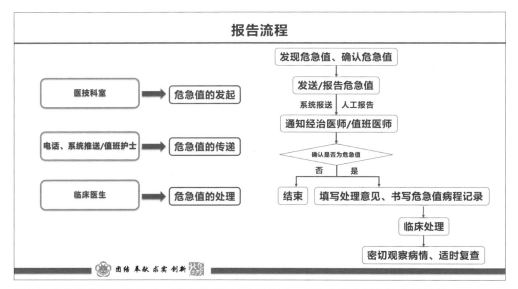

医技科室为危急值的发出者，通过不同途径进行传递，最终由临床医师接收并处理。

临床医师需要对危急值进行判断，对判断为"是"的危急值给予及时处理，并书写病程记录。

而后还要密切观察病情、适时复查，完成全流程的闭环管理。

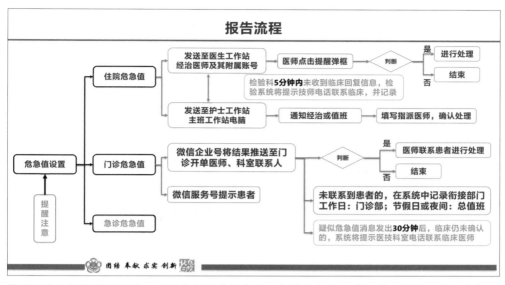

按照属地化原则进行分类，我院危急值分为住院、门诊和急诊三个部分。整体工作流程如图所示。

危急值会首选由信息系统或微信企业号进行推送，当超过一定时限未收到临床反馈时，医技科室会电话联系相关医师，提醒其进行处理。

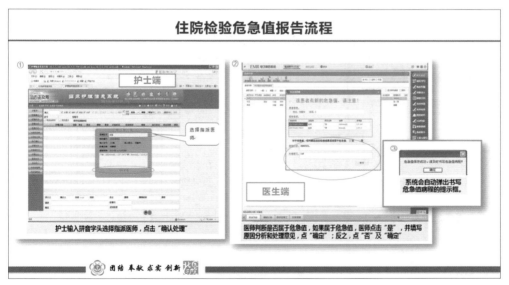

此为我院住院检验危急值推送的信息系统操作界面。系统会同时将危急值推送给主班护士和患者经治医师（含附属账号）。

医师需要在系统中判断是否为危急值，当判断为"是"时，系统会提示其录入原因分析和处理意见，并书写危急值病程记录。

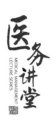

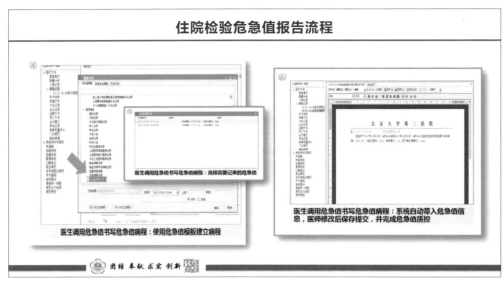

随后，医师可选择我院住院系统中的危急值病程记录模板，勾选相应危急值，系统即会自动插入危急值信息及医师的分析和处理意见，生成危急值病程记录。

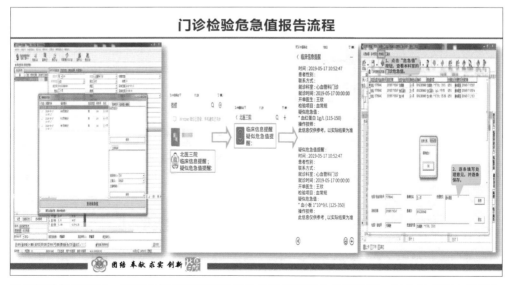

对于门诊检验项目，医师会接收到医院微信企业号推送的危急值提醒，包含患者基本信息和危急值明细，同时也可以在门诊系统中危急值菜单查看相应内容。

在处理危急值后，医师应及时在系统中填写相关处理意见，从而实现危急值管理的电子留痕。

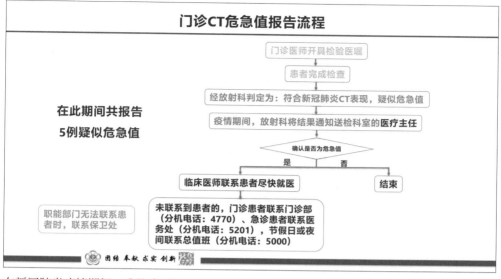

在新冠肺炎疫情期间，我院也增设了新冠肺炎 CT 表现的危急值报告流程，以保障医护人员和患者的安全。

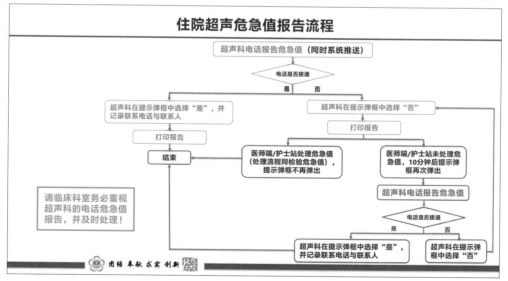

下一步，我们将实现住院超声危急值的信息化建设，并进行闭环管理。请临床科室务必重视超声科的危急值报告，及时处理。

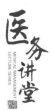
制度要点

工作流程

危急值项目与阈值修订

管理与要求

团结 奉献 求实 创新

危急值报告制度的有效执行，依赖于切合临床实际工作的危急值项目和阈值制定。为此，我们会定期对相关内容进行修订。

我院危急值报告项目与阈值修订情况

为定期更新我院危急值报告项目和阈值，在2017年版危急值报告内容的基础上，征求我院41个临床、医技科室意见，**其中17个科室回复24条修改意见，形成新版危急值报告内容。**

主要修改内容如下：

检验	新增及修改	删除
新型冠状病毒核酸检测：阳性		血清淀粉酶： ≥350U/L
新型冠状病毒抗体（IgG、IgM）：阳性		
抗肾小球基底膜抗体ELISA ≥ 20 RU/ml		
抗肾小球基底膜抗体间接免疫荧光法：阳性		

团结 奉献 求实 创新

在2019年的修订中，我们主要更新了以上内容。

我院危急值报告项目与阈值

放射科

（1）急性脑出血

（2）急性蛛网膜下腔出血

（3）急性大量硬膜下或硬膜外出血

（4）急性脑梗死

（5）颅脑动脉瘤形成或破裂

（6）颅内静脉窦血栓

（7）脑疝

（8）高颈髓病变

（9）张力性气胸

（10）主动脉瘤破裂

（11）主动脉夹层

（12）急性上气道梗阻（咽喉部水肿，咽喉部异物等原因）

（13）气管、支气管异物

（14）肺栓塞

（15）活动性肺结核

（16）绞窄性肠梗阻

（17）消化道穿孔

（18）腹腔脏器破裂

（19）出血坏死性胰腺炎

（20）符合新冠肺炎CT表现

（21）食管穿孔

（22）其他

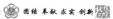

其中也包含疫情相关的特殊项目。

我院危急值报告项目与阈值

超声诊断检查

（1）外伤见腹腔积液，疑似肝、脾、肾等内脏器官破裂出血的危重患者

（2）急性胆囊炎考虑胆囊化脓并急性穿孔

（3）考虑急性坏死性胰腺炎

（4）睾丸扭转

（5）腹主动脉夹层

（6）急性上下肢动脉栓塞

妇产科超声诊断检查

（1）附件区包块，可疑宫外孕；

（2）腹腔内出血；

（3）剖宫产瘢痕妊娠；

（4）羊水过少；

（5）胎盘早剥；

（6）破裂；

（7）孕28周后胎心大于180次/分或小于100次/分。

超声心动图检查

（1）心脏普大合并急性心力衰竭

（2）首次发现心功能减退（LVEF<30%）

（3）大量心包积液合并心脏压塞

（4）主动脉夹层动脉瘤

（5）心脏破裂

（6）室间隔穿孔

（7）心脏游离血栓

（8）心脏赘生物

（9）人工瓣膜卡瓣

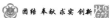

超声、超声心动图相关危急值。

271

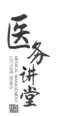

我院危急值报告项目与阈值

心电图及Holter检查危急值

（1）疑似急性冠脉综合征

① 首次发现疑似急性心肌梗死的心电图改变。

② 首次发现疑似各种急性心肌缺血的心电图改变。

③ 再发急性心肌梗死的心电图改变（注意与以往心电图及临床病史比较）。

（2）严重快速性心律失常

① 心室扑动、心室颤动。

② 室性心动过速，连续出现宽QRS波群5个或5个以上。

③ 尖端扭转型室性心动过速，多形性室性心动过速，双向性室性心动过速。

④ 各种类型室上性心动过速心室率≥150次/分。

⑤ 心房颤动伴心室预激。

（3）严重缓慢性心律失常

① 严重心动过缓、高度及三度房室传导阻滞，平均心室率≤40次/分。

② 长RR间期伴症状≥3.0 s；无症状≥5.0 s。

（4）其他

① 提示严重低钾血症心电图表现[QT（U）显著延长、出现快速性心律失常，并结合临床实验室检查]。

② 提示严重高钾血症的心电图表现（窦室传导，并结合临床实验室检查）。

③ 疑似急性肺栓塞心电图表现（并结合临床及相关检查）。

④ QT间期延长：QTc≥550 ms。

⑤ 显性T波电交替。

⑥ R on T型室性早搏。

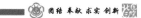

心电相关危急值。

我院危急值报告项目与阈值

病理科

（1）内镜活检标本，见有浆膜外组织

　　（提示活检后导致的脏器穿孔）

（2）子宫刮取标本，见有浆膜组织或大网膜等腹腔组织

　　（提示子宫刮取时过深，有可能导致子宫穿孔或发生穿孔）

（3）血管侵袭型曲霉菌病

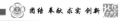

病理相关危急值。

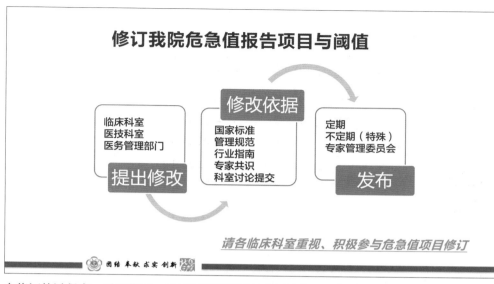

在修订的过程中，需要临床、医技和管理部门的共同参与，以相关标准、行业规范和指南等为依据，最终经由专家管理委员会讨论决定并发布。

因此，请临床科室重视修订工作，积极参与。

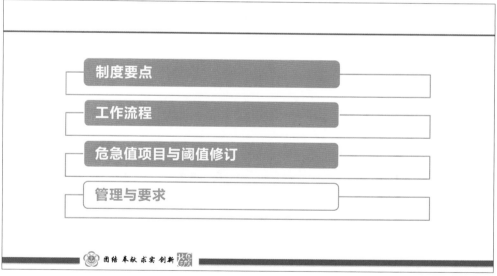

最后，强调一下危急值管理工作的要求。

六、临床"危急值"报告制度

评审标准	评审要点
3.6.1 根据医院实际情况确定"危急值"项目，建立"危急值"管理制度。	
3.6.1.1 根据医院实际情况确定"危急值"项目，建立"危急值"管理制度与工作流程。	【C】 1. 有临床危急值报告制度与工作流程。 2. 医技部门（含临床实验室、病理、医学影像部门、电生理检查与内窥镜、血药浓度监测等）有"危急值"项目表。 3. 相关人员熟悉并遵循上述制度和工作流程。
	【B】符合"C"，并 根据临床需要和实践总结，更新和完善危急值管理制度、工作流程及项目表。
	【A】符合"B"，并 职能部门定期（每年至少一次）对"危急值"报告制度的有效性进行评估。
3.6.2 严格执行"危急值"报告制度与流程。	
3.6.2.1 严格执行"危急值"报告制度与流程。（★）	【C】 1. 医技部门相关人员知晓本部门"危急值"项目及内容，能够有效识别和确认"危急值"。 2. 接获危急值报告的医护人员应完整、准确记录患者识别信息、危急值内容、和报告者的信息，按流程复核确认无误后，及时向经治或值班医师报告，并做好记录。 3. 医师接获危急值报告后应及时追踪、处置并记录。
	【B】符合"C"，并 信息系统能自动识别、提示危急值，相关科室能够通过网络及时向临床科室发出危急值报告，并有语音或醒目的文字提示。
	【A】符合"B"，并 有网络监控功能，保障危急值报告、处置及时、有效。

管理要求

职能部门和医技科室
有制度
- 建立制度和流程
- 建立项目表
- 进行评价

临床科室
有执行
- 考核知识
- 考核落实
- 考核时效

作为临床科室医护人员，我们要掌握相关知识、有效落实危急值制度，并重点关注危急值处理的及时性和有效性，确保患者的生命安全。

此外，要关注整个过程的电子留痕，确保医疗行为可追溯。

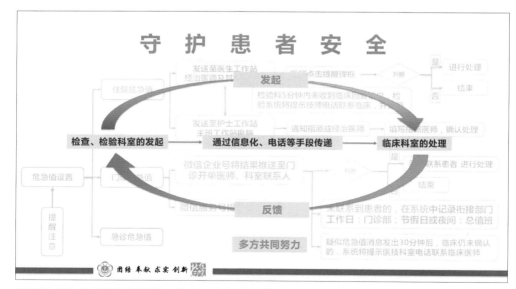

看似复杂的危急值报告流程，其实只包含简单的一线一环。在临床科室、医技科室和管理部门多方的共同努力下，实现对医疗质量和患者安全的最终保障。

培训效果评估问卷

1. 对于危急值制度的基本要求，以下<u>错误</u>的包括 [多选题]

   ☐ 出现危急值时，出具检验检查结果报告的医技部门报出前应双人核对确认，夜间或紧急状态下可单人双次核对。

   ☐ 临床科室接收到危急值信息的人员应当准确记录、复读、确认危急值结果，并立即通知相关医师。

   ☐ 危急值项目表及界限值由医技科室制定，并定期调整。

   ☐ 接到危急值通知后，无论临床医师是否判断为危急值，均应书写病程记录。

2. 当门诊检验发现疑似危急值后，会通过以下哪些途径报告？ [多选题]

   ☐ 通过微信服务号推送报告给患者

   ☐ 通过门诊系统自动弹框报告给开单医师

   ☐ 通过微信企业号推送报告给开单医师

   ☐ 通过微信企业号推送报告给科室联系人

3. 关于住院电子病历系统中检验危急值报告流程描述<u>错误</u>的是 [单选题]

   ○ 系统会同时推送疑似危急值报告给主班护士站电脑，和住院电子病历系统（EMR）中经治医师和附属账号

   ○ 检验科 15 分钟内未收到临床回复信息，检验系统将提示技师电话联系临床，并记录

   ○ 主班护士必须指派医师处理危急值

   ○ 医师须登录电子病历系统，对疑似危急值报告进行判断

   ○ 若确认为危急值，须填写原因分析和处理意见，并书写危急值病程记录

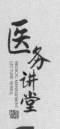

4. 关于危急值的处理流程，正确顺序是 [排序题，请在中括号内依次填入数字]

[　] 判断是否为危急值

[　] 判断危急值产生的原因

[　] 判断患者是否需要紧急处理

[　] 根据危急值产生的原因调整诊疗

5. 以下哪些情况需将疑似危急值判断为 "是" 危急值，并书写危急值病程记录？
[多选题]

☐ 属于烈性传染病，但患者本身无生命危险

☐ 慢性病患者，既往已经存在相同情况，且不需要紧急处理

☐ 符合治疗反应，且不需要紧急处理

☐ 可能存在检验误差或标本问题，需分析或复查相关项目

6. 当接收到不符合预期的危急值报告时，应考虑的情况及后续处理措施包括
[多选题]

☐ 考虑存在潜在疾病可能，必要时邀请相关科室会诊

☐ 考虑是否为治疗用药导致，仔细查阅药品说明书，必要时调整药物

☐ 考虑是否为手术或操作导致，积极与术者沟通

☐ 当怀疑为检验误差或采样、标本保存等问题时，应及时复测，并记录复
测结果和处理意见

7. 以下哪些情况可能导致虚假危急值产生？ [多选题]

☐ 患者基本信息错误

☐ 输液侧采血

☐ 真空管选择错误

☐ 潜在合并症

☐ 检验方法学偏差

☐ 标本保存失效、变性（如溶血等）

8. 正确的心电危急值处理方法为 [单选题]

○ 应首先排除药物不良反应

○ 应首先评估是否存在电解质紊乱

○ 对于血流动力学不稳定的缓慢性心律失常应立即请会诊置入临时起搏器

○ 对于血流动力学稳定的快速性心律失常应立即电复律

9. 以下关于危急值项目和阈值制定和修订，描述**错误**的包括 [多选题]

□ 阈值范围可由临床科室提出

□ 项目及阈值可体现医院诊疗特色

□ 须参考国家标准、管理规范、行业指南、专家共识

□ 目前不涉及放射、超声等检查项目

□ 应每年定期更新或依条件及时更新

□ 由医技科室最终确定

10. 以下关于危急值处理的描述，正确的包括 [多选题]

□ 关注并主动处理门诊危急值，在门诊系统中填写处理意见

□ 接到电话通知危急值时，复读危急值信息

□ 对于判断为"是"的住院危急值，及时书写危急值病程记录

□ 对于处理后的住院危急值，关注转归并给予书面效果评估

□ 遇有可疑错误危急值时，积极与医技科室和护理人员沟通

□ 临床医护人员应积极参与危急值项目和阈值的制定与修订